任应秋医学丛书

中医舌诊

任应秋　著
任廷革　整理

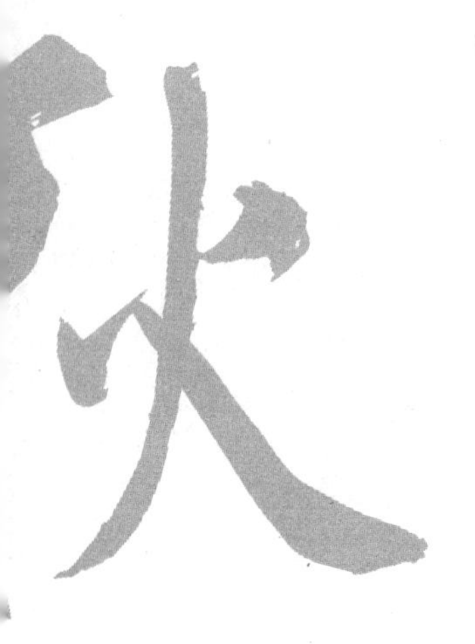

中国中医药出版社
·北京·

图书在版编目（CIP）数据

中医舌诊 / 任应秋著；任廷革整理 .—北京：中国中医药出版社，2020.7

（任应秋医学丛书）

ISBN 978－7－5132－6205－7

Ⅰ . ①中…　Ⅱ . ①任…　②任…　Ⅲ . ①舌诊

Ⅳ . ① R241.25

中国版本图书馆 CIP 数据核字（2020）第 069420 号

中国中医药出版社出版

北京经济技术开发区科创十三街 31 号院二区 8 号楼

邮政编码　100176

传真　010-64405750

河北品睿印刷有限公司印刷

各地新华书店经销

开本 850 × 1168　1/32　印张 4.5　字数 70 千字

2020 年 7 月第 1 版　2020 年 7 月第 1 次印刷

书号　ISBN 978－7－5132－6205－7

定价　29.00 元

网址　www.cptcm.com

社 长 热 线　010-64405720

购 书 热 线　010-89535836

维 权 打 假　010-64405753

微信服务号　zgzyycbs

微商城网址　https://kdt.im/LIdUGr

官 方 微 博　http://e.weibo.com/cptcm

天猫旗舰店网址　https://zgzyycbs.tmall.com

如有印装质量问题请与本社出版部联系（010-64405510）

内容提要

中医舌诊，是中医诊断学中的一部分，古今中医工作者对舌诊都是非常重视的。临床实践证明，舌诊在诊断上有很大的作用，尤其是在对温热病的诊断上，更具有重要的意义。《中医舌诊》是《任应秋医学丛书》中的一本，于1960年出版，1976年重新修订。本书搜集了有关文献，参合作者临床体会，将舌质、舌苔进行分析归纳，根据中医学的理论体系，用通俗语言系统地将有关舌诊的知识加以简明扼要的阐述，既利于初学者学习，也便于临床医师们参考。

丛书前言

任应秋（1914—1984）是著名的中医学家和中医教育家，一生论著等身，其学术研究涉及医史、文献、方药、医古文、中医基础理论、中医各家学说等诸多领域，特别是在《黄帝内经》《伤寒论》《金匮要略》等经典著作的研究方面，不论是研究方法，还是研究成果，对业界的影响都是历史性的。2015年1月，《任应秋医学全集》在中国中医药出版社出版，2017年此书获得第四届中国出版政府奖。《任应秋医学全集》全面展示了任应秋先生的学术思想、治学的方法和成果，但因价格较高、部头较大，普通读者不易购买阅读，为了弘扬优秀的中医文化，传承中医，满足广大普通读者的需求，现将任应秋先生的著作重新进行整理分类，陆续出版单行本。单行本之前均加了简单的整理说明，内容基本保持原貌，总名为《任应秋医学丛书》。

整理者

2019年1月

整理说明

《中医舌诊》最早成书于1960年，1976年再版。舌诊，属于中医诊断学中的一部分，古今中医工作者对舌诊都非常重视。经临床实践证明，舌诊在诊断上有很大的作用。中医文献中关于舌诊的资料非常丰富，然而，有关资料大多散见各书，文字较深奥，有鉴于此，任应秋先生将散落于各古籍中有关舌诊的文献，结合临床体会，通过分析归纳，用通俗语言写成此书。本次整理，未对原文进行大的修改，只是根据现代出版规范纠正了个别用字，主要是展现任应秋先生早期的学术观点，使读者能够全面、立体地了解其学术体系。

整理者

2020年3月

再版修订说明

舌诊是中医四诊中望诊的一部分，临床上对于各种疾病，都常结合辨舌来决定诊断和治疗，它标志着中医诊病的传统经验和特色，也是中医临床上占重要地位不可缺少的检查常规。

《中医舌诊》，就是根据中医学的理论体系，系统地将诊察舌苔的知识加以简明扼要的阐述。此书自1960年出版以来，得到读者的欢迎，认为既有利于初学者学习，也便于临床医师的参考。为了适应当前学习中医学的需要，将本书进行修订，再次出版，使它能更好地为社会主义医疗卫生事业服务。

在修订过程中，虽然我们做了一定的努力，但由于水平有限，谬误的地方，肯定是有的。敬请广大读者一一提示出来，以便再度修订，不断提高。

任应秋

1976年12月

前言

中医学有着数千年的光辉历史，在长时期与疾病做斗争中，积累了非常丰富的经验，对于我国人民的健康与民族的繁衍起了巨大的作用。

中医舌诊，是中医诊断学中的一部分，古今中医工作者对舌诊都是非常重视的。临床实践证明，舌诊在诊断上有很大的作用，尤其是在对温热病的诊断上，更具有重要的意义。

中医文献中关于舌诊的资料也是非常丰富的，很早就有了舌诊的专书，历代医家也都曾经不断整理和总结这方面的经验。然而，有关舌诊的资料大多散见各书，而且文字也比较深奥，至今尚缺少比较系统全面适合于现代临床医师阅读的专书。为此，我们搜集了有关文献，参合临床体会，通过分析归纳，用通俗语言编写了这本《中医舌诊》。根据中医学的理论体系，将有关舌诊的知识加以简明扼要的阐述，既利于初学者学习，也便于临床医师们参考。

关于这本书的编写，我们虽然也尽了一些努力，但由于我们的水平有限，在内容上可能还存在着不少的缺点和错误，尚希读者随时提出宝贵意见，以资改进。

北京中医学院诊断教研组
1960 年元月

目录

第一章　舌诊的发展概况

“舌诊”，是中医诊断学中望诊中的重要内容。通过对舌苔、舌质的观察，从而了解病变的所在，据以辨证论治。这一诊断方法是在长时期与疾病做斗争的过程中，不断认识、发展的。远在公元前3世纪～公元5世纪的《黄帝内经》(以下简称《内经》)中，便有了察舌辨证和治疗的记载。如《灵枢·刺节真邪》说:“内热相搏……舌焦唇槁。”《灵枢·热病》:“舌本烂，热不已者死。”这种由于热邪抟聚于内，津液被伤而致“舌焦”；盛热不已，营血被腐，以致舌本糜烂，都是临床常有的见症。《灵枢·寒热病》还说:“舌纵涎下，烦悗，取足少阴。”说明舌弛纵不能收束，以致流涎而烦闷，这是肾阴不足，不能收摄的病变，取足少阴经而补之。他如舌卷、舌干、舌强、舌痛、舌痿、舌短等舌体的病变，已有描述，只是还没有提到舌色和舌苔的变化。直到公元1～2世纪，对舌的观察才有所提高，这在《伤寒论》和《金匮要略方论》中都有介绍。《金匮要略·腹满寒疝宿食病篇》说:“病者腹满……舌黄，未下者，下之黄自去。”《金匮要略·惊悸吐衄下血胸满瘀血病篇》说："病人胸满，唇痿舌青……为有瘀血。"舌黄为热，腹满而舌黄，是邪实热盛；一经泻下，热涤邪去，当然舌上的黄色自会消退。舌现青紫色或呈紫斑，为舌静脉瘀血而胀大的象征，所以诊断为有瘀血，这种对不同舌色的诊断，确比《内经》所记载的有所提高。这时不仅已经留意到舌色的变化，并对舌苔的观察亦第一次提出来了。《伤寒论》230条说："阳明病，胁下硬满，不大便而呕，舌上白胎者，可与小柴胡汤。"221条说："阳明病……心中懊侬，舌上胎者，栀子豉汤主之。"130条说："脏结无阳证……舌上胎滑者，不可攻也。"张石顽在《伤寒绪论》中说："舌胎之名，始于长沙，以其邪气结里，如有所怀，故谓之胎。"周学海注云："一谓之苔，如地之生苔者。"（见周氏著《形色外诊简摩》卷下）张仲景在《伤寒论》里，固然没有谈到舌上生苔的原因，但他却看出舌上苔的变化，是和内在的病变有着密切关系，并据以确定其治疗方法。如230条根据白苔使用小柴胡汤，因白苔象征着邪虽未必全在于表，却还不曾尽入于里，实为半表半里证，故用小柴胡汤以和解半表里。221条据舌苔而用栀子豉汤，究竟是什么样的苔呢？钱潢在《伤寒溯源集》里解释说："舌上胎，当是邪初入里，胃邪未实，其色犹未至于黄黑焦紫，必是白中微黄。"所以用栀子豉汤来边清里边解表。130条的"舌上胎滑"，巢氏《诸病源候论》作"舌上不苔"，也就是舌苔呈光滑的虚象；柯韵伯在《伤寒论注》里解释为“舌无黄黑芒刺之苔，虽有硬满之证，慎不可攻”，仅从以上条文的分析，看出《伤寒论》的观察舌苔，已经比较成熟了。

隋唐时期，在《诸病源候论》《备急千金要方》两书中，对于察舌辨证方面也有记载。《诸病源候论》对于舌体的观察，已经提出舌肿、舌强、舌烂、拖舌、舌胀、弄舌、舌出血等。其中所谓“心脾俱热，气发于口，故舌肿”（见卷四《虚劳舌肿候》及卷五十《舌肿候》），则为临床上经常验证的。对于舌色的观察，有“皮蒸……舌上白”（卷四《虚劳骨蒸候》），“䘌病之候，齿无色，舌上尽白”（卷八《伤寒湿䘌候》），“肺热病者……舌上黄，身热……舌焦黑者死”（卷九《热病候》），“瘀血……舌青口燥”（卷三十六《卒被损瘀血候》），“胎动不安……候其母面赤舌青者，儿死母活；母面青舌赤，口中沫出，母死子活”（卷四十一《妊娠胎动候》）等记录。对于舌苔的观察，有“少阴受之，口热舌干而渴”（卷七《伤寒候》），“脏结病，舌上白苔者滑，难治；……舌上不苔者，不可攻之”（卷七《坏伤寒候》），“妇舌青黑及苔上冷者，子已死也”（卷四十三《产难子死腹中候》）。这些记述，都是从临床实践中积累的宝贵经验。《备急千金要方》中记述舌色资料，更为全面，如“凡妇人产难……面青舌赤……母死子活”（卷二《子死腹中第六》），“小儿胎寒嗳啼，腹中痛，舌上黑，青涎下”（卷五《癖结胀满第七》），“下利舌黄燥而不渴，胸中实”（卷十五《热利第七》），“伤寒……齿龂无色，舌上尽白”（卷八《九虫第七》）。至于“舌上苔滑，此为浮寒”（卷十七《肺痈第七》），“渴则咽路焦，焦故舌干”（卷二十六《序论第一》）等，对于舌苔的分辨，都是有见地的。在观察舌体的变化方面，《千金要方》认为“舌强不能言，并在脏腑”（卷八《论杂风状第一》），“筋虚极……舌卷”（卷十一《筋极第四》），“心脏实，舌破”（卷十三《心脏脉论第一》），“脏热则舌生疮……腑寒则舌本卷”（卷十四《舌论第三》），“舌本卷缩……邪热伤脾”（卷十五《脾脏脉论第一》），“胃绝……舌肿”（卷十六《胃府脉论第一》）等。托名华佗的《中藏经》记述有“心脾俱中风，则舌强不能言”（《风中有五生死论》），“肝中寒……舌本燥”（《论肝》），“胆胀则舌下痛”（《论胆》），“心脉搏坚而长，主舌强不能语”（《论心》），“肾生病则口热舌干”（《论肾》），“肝风入心，舌缩”（《内照法》）等。以上都是从脏腑病机来分析舌体的变化，说明舌部内应脏腑的理论。

到了宋金时期，舌诊更引起一些医家的注意，并各有其独特的心得。朱肱在《活人书》里说：“背恶寒有两证，三阳合病背恶寒者，口中不仁，口燥舌干也。少阴病背恶寒者，口中和也，以此别之。”前者为邪热，属阳证；后者属于正虚，为阴证。根据口燥舌干之有无，从而分辨证候的阴阳虚实。钱乙的《小儿药证直诀》指出："脾脏微热，令舌络微紧，时时舒舌，治之勿用冷药及下之……大病未已，弄舌者凶。"弄舌有两种情况，属于心经热盛的，可用寒凉以泻心火；脾经微热，只宜渐服泻黄散之类，以轻清疏解。大病未已，又出现弄舌，说明脾胃衰败，所以主凶。这都是钱氏经验之谈。郭雍著《伤寒补亡论》说："胸中烦躁，心中懊侬，舌上燥渴，脉沉滑者，皆热证也。""病人口燥，舌干而渴，其脉尺寸俱沉者，少阴受病也。""厥阴经紧则引舌与卵，故舌卷而囊缩；若缓则舌萎，声不得前。"这种辨认舌苔的变化，是对《内经》《伤寒论》均有所发挥。李东垣在《脾胃论》中一再提到舌干而咽干的，多为饮食不节，劳役所伤；舌干而胸胁痛的，多为肝木妄行；舌干而口苦食无味的，则为阳气不伸；如舌上白苔滑的，是胸中有寒等。同样的舌干，由于出现了不同的其他症状，而测知其内在的变化有所不同。

元代，舌诊成为一个研究的专题。元正元年间（1341）杜清碧得到一个姓敖的所著《金镜录》一书，内载辨伤寒舌法十二首，这可说是中医学第一部舌诊专著。原书已佚，但在杜清碧所编《敖氏伤寒金镜录》保留了一些基本内容。列有十四个舌名，共三十六种舌。明清以后，主要的验舌专书有：申斗垣《伤寒观舌心法》（以下简称《心法》），在《金镜录》的基础上，发展至一百三十七舌。张诞先的《伤寒舌鉴》（以下简称《舌鉴》)，又在《心法》的基础上，增损为一百二十图。傅松元的《舌苔统志》，又是在《金镜录》《心法》《舌鉴》的基础上，概括伤寒、温病、杂病各种验舌法，专以舌色分门，共分枯白、淡白、淡红、正红、绛、紫、青、黑八个部分，插入其他各苔而成。梁特岩的《舌鉴辨正》，是据蜀人王文选所辑《活人心法》中的《舌鉴》，增损为一百四十九舌，卷首冠以全舌分经图。曹炳章的《辨舌指南》，采集中西有关舌苔的书报杂志编辑而成，并绘彩图一百二十二幅，墨图六幅，为近代研究舌诊较好的参考书。

另外，虽非验舌专书，而有讨论舌苔的专篇文字，并颇有发挥的，在明清两代，亦有不少的代表作。张介宾《景岳全书》有《舌色辨》一篇，以舌色为主题，结合辨证论治来说明不同舌色变化的性质，极其简明扼要。陈士铎《石室秘录》的《伤寒辨舌秘法》，主要是分辨邪热病变在舌苔上的种种变化进行观察。胡玉海的《伤寒一书》中《伤寒舌苔辨》专篇，首列六经舌苔三十五法，次配合脉证阐述三阴、三阳不同传变时期的舌苔变化，足以补《伤寒论》的不足。张石顽著《伤寒绪论》，特从白苔、黄苔、黑苔、灰黑舌、红色、紫色、霉酱色苔、蓝苔色舌七个方面阐明其变化的机理，以及其疑似分辨的要领，不但可运用于伤寒，亦可推验于杂病。叶天士《温热论》，验舌辨证的有十七条，对温热舌苔的真假虚实变化，分析很精。石芾南《医原》有《杂病舌苔辨证篇》，从舌之所以生苔的机理，以及风、寒、暑、湿、燥、火诸病变于舌苔的反映，做了分析。周学海于《伤寒补例》《诊家直诀》《形色外诊简摩》中，都于舌诊有所发挥。其中《舌质舌苔辨》《舌苔有根无根辨》两篇论述较详，尤其对于黑色苔的分析，确有独到处。他如李梴的《医学入门》，王肯堂的《证治准绳》，吴坤安的《伤寒指掌》，何梦瑶的《医碥》，章楠的《伤寒论本旨》，所论舌苔部分，都有一定的参考价值。说明中医学的舌诊，经过长时期的医疗实践，不断总结提高，形成一种独特的诊断方法。今后，在中西医共同努力下，走中西医结合的道路，中医舌诊经过进一步整理提高，一定能更好地为社会主义医疗卫生事业服务。

第二章　舌的构造及其与脏腑的联系

舌是口腔中主要器官之一，附着于口腔底、下颌骨和舌骨，它是由许多横纹肌组成的一个肌性器官。分上下两面，上面叫舌背，中医习惯称之为舌面；下面叫舌底。舌的表面有舌黏膜，在舌黏膜上有三种舌乳头：丝状乳头、菌状乳头和轮廓乳头。在后两种乳头内有味蕾，所以它的运动灵活，有感受味觉、调节声音、拌合食物等功能。《灵枢·经脉》说："唇舌者，肌肉之本也。"《灵枢·忧恚无言》说："舌者，声音之机也。……横骨者，神气所使，主发舌者也。"《中藏经·论小肠》说："舌之官也，和则能言而机关利健，善别其味也。"这几段资料综合起来，总的说明了舌包括肌肉组织、横骨（即舌骨）；舌的主要作用是辨滋味、调声音、拌食物。舌上的三种乳头，前人概括为红粒和软刺，《形色外诊简摩·舌质舌苔辨》说："其尖上红粒细于粟者，心气夹命门真火而鼓起者也；其正面白色软刺如毫毛者，肺气夹命门真火而生出者也。"所谓细于粟的红粒，或指菌状乳头而言；所谓如毫毛的白色软刺，当是丝状乳头了。

舌和内脏的联系，主要是通过经络和经筋的循行联系起来的。《灵枢 · 经脉》曰："手少阴之别……循经入于心中，系舌本。"又云："肝者，筋之合也，筋者，聚于阴气，而脉络于舌本也。"《经别》云："足太阴之正……上结于咽，贯舌中。"《素问 · 奇病论》云"少阴之脉，贯肾系舌本。"这是说心、肝、脾、肾四脏的经脉和经别、经筋与舌直接联系着。《灵枢 · 营卫生会》曰："上焦出于胃上口……上至舌，下足阳明。"《灵枢 · 经筋》云："足太阳之筋……其支者，别入结于舌本。"又云："手少阳之筋……其支者，当曲颊入系舌本。"这是说胃、膀胱、三焦几个腑的经脉和经筋与舌直接联系，其中尤以心和舌的联系更为密切，所以《素问 · 阴阳应象大论》说："心主舌……在窍为舌。"《灵枢 · 脉度》说："心气通于舌，心和则舌能知五味矣。"又《灵枢 · 五阅五使》说："舌者，心之官也。"其他肺脏和小肠、大肠、胆腑虽没有经脉或经筋与舌联系，但肺与脾经相配，胃与大肠经相配，膀胱与小肠经相配，胆与三焦经相配，则其经气亦可以间接地通于舌，而舌为外候。《形色外诊简摩 · 舌质舌苔辨》云："苔乃胃气之所熏蒸，五脏皆禀气于胃，故可借以诊五脏之寒热虚实也。"这在《灵枢 · 营卫生会》也已提到"人受气于谷，谷入于胃，以传于肺，五脏六腑皆以受气"，即是说，五脏六腑均与胃气相通，因而五脏六腑通过胃气的上蒸于舌，便与舌发生了联系。不仅此也，《素问·上古天真论》还说：“肾者主水，受五脏六腑之精而藏之。”是五脏六腑即与肾气相通，又可以通过肾经的上系于舌，而与舌联系了。据此，也可以说五脏六腑通过先天肾脏和后天脾胃与舌的联系而联系着。

由于五脏六腑直接或间接与舌相联，因而从生理上说，脏腑精气可以上营于舌；从病理而言，脏或腑的病变亦可以反映于舌，所以江笔花的《笔花医镜》说：“凡病俱见于舌……舌尖主心，舌中主脾胃，舌边主肝胆，舌根主肾。”脏腑在舌面分主的部位，大致如此。再细分之，《舌鉴辨正》则谓：“舌根主肾、命门、大肠（应小肠、膀胱），舌中左主胃，右主脾，舌前面中间属肺，舌尖主心、心包络、小肠、膀胱（应大肠、命门），舌边左主肝，右主胆。”舌面所分脏腑部位，总起来说，舌尖统应上焦，舌中应中焦，舌根应下焦，这和寸口切脉“上以候上，中以候中，下以候下”的脏腑分部，是一样的（如图 1）。

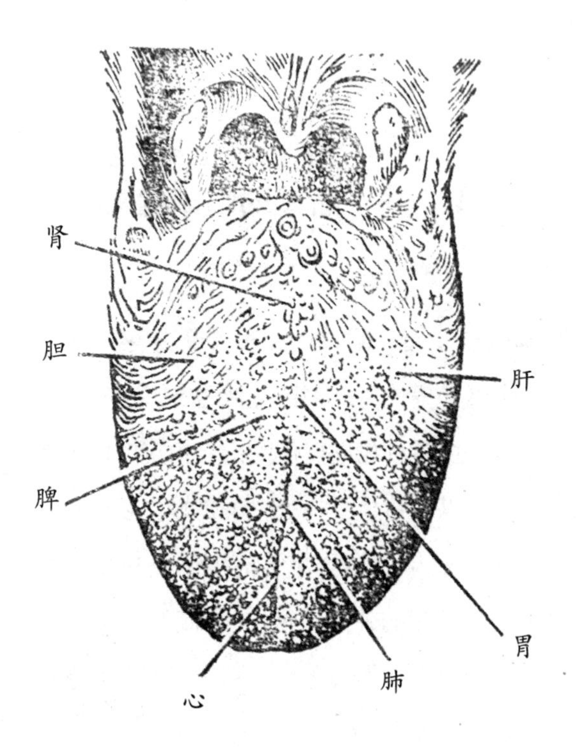

图 1　舌面脏腑分布

第三章　舌诊的临床意义

中医学的望、闻、问、切几种诊断方法，都是为辨证论治服务的。舌诊是望诊之一，通过对舌与苔的观察，可从中获得脏、腑、气、血各种病理变化的部分情况，而为辨证与论治的一种凭证。所以舌诊之于临床，确是较重要的诊察手段。如前所述，由于脏腑与舌相联，无论生理或病变，都能影响到舌，所以说舌是脏腑的外候器官。《临症验舌法》说："核诸经络，考手足阴阳，无脉不通于舌，则知经络脏腑之病，不独伤寒发热有苔可验，即凡内外杂证，也无一不呈其形，著其色于舌……据舌以分虚实，而虚实不爽焉；据舌以分阴阳，而阴阳不谬焉；据舌以分脏腑、配主方，而脏腑不差、主方不误焉。危急疑难之顷，往往证无可参，脉无可按，而惟以舌为凭；妇女幼稚之病，往往闻之无息，问之无声，而惟有舌可验。"辨证论治，主要从表、里、寒、热、虚、实几个方面来确定的，因此，不论舌苔的变化如何复杂，在临床观察时，首先要明确以下几个概念。

一、表证和里证的舌苔分辨

大凡外感风寒，表证初起，舌上多半是润而无苔；即或有一点苔，亦极薄而微带白色，或呈淡白色。这种舌苔，一般具有白、浮、滑、薄的特点，试行刮去，旋即还生。如果全舌白苔，浮涨浮腻，渐积而干，微厚而刮不脱的，这是寒邪有化火的机势；如果初起即白薄而燥刺，往往是温病因感寒而发，肺津先伤之象；白薄而黏腻，是湿邪在于气分。同一属于表证的白苔，而其不同的分辨如此。

凡属于里实证，舌苔多呈黄色，但亦有种种分辨：黄犹带白的，是表邪未尽；微黄而苔薄的，说明病邪尚浅；黄而糙涩的，是邪已入腑的征候；如浅黄而薄腻，胃热尚轻；深黄而厚腻，胃热已重。如果老黄焦黄，甚至夹灰黑色，或起芒刺，这是胃热已极的反映。黄而兼滑，多为痰火；黄而带腻，多为湿热；黄而垢腻，是既有湿热，还有食滞；黄起黑点，多属于温毒邪秽；黄厚不燥，舌色青紫，常见伤于冷酒、冷食之人；黄而晦黯，则多属于痰饮、寒凝的患者。

凡属半表半里证，而见苔色白滑，或舌尖苔白，或一边白，或两边白的，均是偏于半表。舌多红而苔白，间或现杂色，或者舌尖白舌中红，或者舌边白舌中红，或者尖红中白，或者尖白根黑，或者尖白根灰，都是偏于半里。如果白苔多而滑，少带黄灰苔的，是半表证多。红舌多而白苔少，或杂见黄色、灰色的，是半里证多。如果边白滑润，虽然中心黄黑，仍属于半表半里的范围。惟有白苔如积粉，两边色红或色紫的，是温疫伏于膜原之候；苔白如碱的，则为膜原伏有浊秽。

二、寒证和热证的舌苔分辨

舌上无刺而津润，或者舌青黑无刺而津润，都是中寒证。舌无苔而冷滑，为少阴寒证，阳气大虚之候。舌黑少神而润滑，为虚寒证所常见。舌灰黑无苔而脉沉的，多为寒中三阴之象。舌黑无苔而现燥的，每见于津液受伤、虚阳上越的时候。如果舌白无苔而润，甚至连口唇面色俱现痿白的，是脾胃阳虚，多见于泄泻之后。这是一般寒证常见的舌苔。

至于热证的舌苔，舌中苔黄而薄，脾热；舌尖赤，甚至起芒刺，心热；舌边赤，亦间有芒刺的，肝热；黄苔而浮薄色淡，肺热；苔厚而黄，胃热，其热轻；苔厚而黑燥，胃热，其热重；舌黑燥而中心特厚，常为胃中浊热干结之证。总之，浅黄腻白为微热，干涩深黄厚腻为大热，芒刺老黄折裂，甚至满舌黑苔而生大刺，干燥底红的，统属于热极的证候。

三、虚证和实证的舌苔分辨

舌呈深赤色是邪气实，舌呈淡红色是正气虚。舌色深赤，苔薄而滑的，是正气能够胜邪的表现：舌色淡红，苔厚而涩的，是邪气日益胜正的反映。舌坚敛而苍老的，病多属实；舌浮胖而娇嫩的，病多属虚。舌苔娇嫩而薄，无论为淡红色或微白色，统属正气虚；若见苔黄而厚，或白而腻，总是内邪未清。全舌苔呈黄黑色，甚至干焦、罅裂、芒刺，多为实热之证；全舌绛色无苔，纵然有横直罅纹，而舌却瘦小的，多为阴虚之证。如果全舌无苔，却有津湿而光滑，或白色苔与舌为一，刮之不起垢腻，口唇亦润泽无缝，淡白透明，其为虚寒证无疑。苔色黑而有芒刺的为实；苔色黑如烟煤隐隐光滑的为虚。

运用舌诊对某些疾病做鉴别诊断，近年来不断有所报道，而且都极有临床价值。例如：钩虫病患者的舌苔，一般都见苔白无华而扪之有津（《江苏中医》1960 年第 5 期《观察舌苔辅助诊断钩虫病之介绍》）；蛔虫病患者多见于舌两侧蘑菇状乳头及舌尖部肥大充血，呈圆形红色小点，小点四周又分布有灰白色略圆而边缘不齐的小点（《广东中医》1960 年第四期《舌诊对蛔虫病诊断的意义》）；原发性肝癌患者，在舌的左右两侧边缘，呈现紫或青色，呈条纹状或不规则形状的斑块黑点，称之为“肝瘿线”（《福建中医》1962 年第 7 期《原发性肝癌舌诊特征的发现》）等。

由此可见，病证的表、里、寒、热、虚、实的变化，在舌苔上都有着不同的表现。兹结合中西医临床见证与舌苔的关系，列表如下（表1），供参考。

表1　中西医临床见证与舌苔的关系

舌诊	表　现	中医的认识和临床意义	西医的认识和临床意义
舌色	浅红舌	气血两虚	营养不良Ⅱ度、Ⅲ度，贫血
	淡红舌	正常舌色，温邪初起，表证，三阳经证。但里证、虚证、实证、热证亦有，寒证则无	正常舌色，疾病初起，或慢性病不甚严重，一般疾病均常见淡红舌
	红舌	温邪入营分，心包络热，脏腑热极	感染引起之毒血症，脓毒血症，化脓性感染，高热，重症肺炎，急性传染病的严重情况
	绛舌	温邪入营分血分，心包络热，心火上炎	高热败血症及上述情况之更加严重者
	紫舌	热极，瘀血郁积，心经热，肺脏伏毒，上焦痰火，为表里实热证	严重感染，呼吸系统衰竭
	蓝舌	瘟疫湿温，痰饮内郁，热入血分，为寒邪直中肾肝之候，深蓝者死，肺气伤也	呼吸循环衰竭，缺氧症，病情严重

·续表·

舌诊	表　现	中医的认识和临床意义	西医的认识和临床意义
舌形态	缩舌	心虚血微，内热消肉	疾病晚期，极度衰弱消瘦，或有严重感染，舌肌萎缩
	肿舌	水浸，痰溢，湿热，心火	水肿，舌炎充血，巨舌症等
	木舌	脉络失养，风痰，心火	肿舌之严重者，舌瘫痪
	重舌	风痰，痰火上攻	舌下腺炎，舌下腺囊肿，肿瘤
	伸舌	心有热痰，疫毒攻心，正气绝	高热，毒血症，伸舌样痴愚
	舌生芒刺	热毒内伏，邪气实	高热，猩红热，重症肺炎等
	舌有裂纹	热伤胃液，阴虚血枯	高热，脱水，营养缺乏或营养不良
	舌光滑	汗下太过，元津内耗，胃气绝	营养不良，贫血（巨细胞性）
	舌溃疡	上焦热逼	溃疡性舌炎，口炎
	舌剥蚀	湿痰蕴积	地图舌，渗出性体质，营养不良
	舌歪斜、震颤、痿软、弄舌	肝风，热伤阴亏，中风。弄舌为痫候，心脾热，或脾脏虚热	神经系统损害（因各种原因使神经系统受激惹，或舌神经功能丧失）

·续表·

舌诊	表　现	中医的认识和临床意义	西医的认识和临床意义
舌苔色	白苔	表证，太阳证，温邪在卫分（外感实热），但虚证、寒证亦有	疾病初起，轻症，一般感染，或慢性疾病不太严重者
	黄苔	里证，阳明证，温邪在营卫之间，属实热证，邪将传里	疾病较重时常有，消化不良易见
	灰苔	里证，三阴证，温邪入血分，为实热证，时疫流行，郁结停胸，蓄血如狂	疾病重，消化系统疾病为时较久，脱水及酸中毒
	黑苔	里证，伤寒邪热传里（三阴证），温邪入血分	较上述灰苔表现更严重之疾病
舌苔性质	薄苔	表证，风寒轻，正常	正常，疾病初期，轻症
	厚苔	里证，病邪正盛，伤食便秘	病重，消化不良（中毒性）
	润苔	津液未伤，病轻，正常	正常，或轻症
	干苔	津液已耗，温邪盛，邪入血分	高热，毒血症，脱水，酸中毒
	腻苔	病邪轻，秽浊未化	轻病，消化不良
	松苔	正气化邪，痈症	严重感染，消化不良

（本表见《中医杂志》1961年第1号《对舌诊的认识及1000病例的观察分析》）

第四章　舌苔的诊察方法

患者取正坐姿势，口大张，将舌自然吐出口外，舌尖略向下，使舌面舒张，然后，细致地进行观察。

先观察舌苔，从舌的尖端，以至舌的中部、根部，依次细看。首先注意苔的有无、厚薄、色泽、润燥等情况的分辨；再观察其舌，从舌尖沿向舌的两旁到舌根，苔不厚时，苔下面也要进行深入和细致地观察，主要是观察舌的色泽，舌体的瘦瘪、胖大以及运动情况等。但在观察的过程中，既要求敏捷迅速，又要全面周到，尽量减少病人张口伸舌的时间，以免口舌疲劳。必要时，可以复察一次。

如果单凭眼看不能满足对病情的了解时，为了进一步明确诊察，可以进行刮舌或揩舌。刮舌的操作方法是：用经过消毒的刮舌板（其他类似器械亦可），在舌面上，由舌根向舌尖轻轻推刮，连续三五次（但必须用力适当，过于轻浮，则使可以刮去的苔，没有刮去；用力太重，则有伤损舌体之虞）。揩舌的操作方法是：用经过消毒的纱布一小块，卷在食指上，蘸少许清洁水（用薄荷煎的水更好），使其湿润，在病人舌面，从根至尖，连续揩抹四五次。这两种方法的检查目的，都是为了测验苔能否被刮去或揩去，也可以观察去苔后舌面和舌体的情况，以及苔的再生情况。这两种方法的运用，可视苔的具体情况来决定，较坚实和厚腻的苔，可以考虑用刮法；较薄而浮松的苔，则可以选用揩法。

在诊察舌苔时，还必须注意以下几个方面。

一、注意光线

光线的强弱，常常会使我们对颜色发生错误的认识。因此，在观察舌苔时，应尽可能选择光线充足和避免面对有色的门窗。患者一定要面向光线较强之处，使光线直射到口腔里面，则舌尖及舌根部均能看清。若在光线不明或夜晚的时候，以用强度的手电筒照射较为适宜。若在其他暗淡的灯光下，每使舌苔的黄、白二色不易分辨，尤其光线过弱，能使白苔类似灰色苔，使红舌类似紫舌。有色的门窗，其透过的光线，也有一定颜色，往往改变了舌苔原有色泽，故须加注意为是。

二、注意饮食

由于饮食的关系，也常改变舌苔的形色。如饮食之时，由于食物的反复摩擦，可能使厚苔转为薄苔；饮后，可使干苔变为湿润。又如由于食物的高温及吃刺激品等，可使舌色由淡红变成鲜红，或由红转为绛色。

三、注意染苔

食物色素，尤以富有脂肪的种子类或有色药物等，均可使舌苔染上杂色，而掩盖了原有的苔色。如乳儿因乳汁关系，大都附有薄白苔；饮牛乳的成人，在饮后一两小时内，往往亦能见到薄白苔。食花生、瓜子、豆类、核桃、杏仁等富含脂肪的食物，在短时间内舌面也附有黄白层物。吃杨梅浆、咖啡、茶、葡萄汁、葡萄酒、陈皮梅、盐橄榄或含铁的补品等，每在舌面呈现黑褐色或茶褐色。食蛋黄、橘子、柿子、苹果、有色糖果及服用黄连粉、阿的平等，每使苔呈黄色。丹砂制成的丸散，可把舌苔染成红色。诸如此类，都属于一时性的外物沾染，与病理殊无关系，均应注意，慎勿误认。

四、注意伸舌姿势

舌伸口外，一定要呈扁平形，使舌体放松，毫不用力。倘使舌体作圆柱形，便可使舌的颜色加深，如淡红舌可变为红舌，尤其是舌的尖部，更易如此。此外，在临床还有以下的经验：若病人伸舌过分用力，时间久后，可使舌质渐呈青紫色，竟致发生了错误的辨证。

第五章　舌质的诊察

舌质，即指舌的肌肉组织而言，包括舌黏膜、内肌群、外肌群这些舌的主要组成部分。一般人的舌质，呈淡红色，并显得十分润泽，干湿得中，不滑不燥。但个别人由于禀赋不同，舌质的表现亦略有差异。《辨舌指南》引《利济外乘》说："无病之舌，形色各有不同，有常清洁者，有稍生苔层者，有鲜红者，有淡白者，或为紧而尖，或为松而软，并有牙印者……此因无病时各有禀赋之不同，故舌质亦异也。"所以，诊察舌质，首先要辨明正常舌质，然后才能分辨各种病证的舌质。

第一节　诊察舌色

舌的色彩，最能表达舌质的生理和病变的情况。正常人的舌质一般呈淡红色而润泽，正如《舌胎统治·舌胎新例》所描写的："舌为心之苗，其色当红，红不娇艳，其质当泽，泽非光滑，其象当毛，毛无芒刺；必得淡红上有薄白之胎气，才是无邪之舌。”由于正常人血液充足、阳气和畅，阳气鼓动血液在体内正常地运行，所以舌质的颜色便表现出皆淡红而活泼润泽。只有极少数的人，由于生理的差异，舌质的颜色略有偏红偏淡的不同，这是由于禀赋各殊，不为病征（表2）。至于既发生了病变，便当从红、白、青、紫等几种不同的色泽，来辨别其为气、血、寒、热、阴、阳、盛、衰的变化了。前人积累观察舌质色泽的经验，大体上分作死色、活色两种类型，也就是分辨红、白、青、紫色的纲领。《形色外诊简摩》说：“舌质既变，即当察其色之死活。活者，细察柢里（根部的意思），隐隐犹见红活，此不过血气之有阻滞，非脏气之败坏也；死者，柢里全变干晦枯痿，毫无生气，是脏气不至矣，所谓真脏之色也。故治病必察舌苔，而察病之吉凶，则关乎舌质也。”所谓“活色”，言其病轻；所谓“死色”，言其病重。虽不能遽以此辨生死，而“隐隐红活”和“干晦枯痿”这两种病变轻重不同的征候，确是辨舌色的经验之谈，值得注意。（表3）

表2　正常舌象

正常舌	舌　象	生理机理
色淡红	不深不浅，红活润泽	心主血脉而色赤，经脉直通于舌，胃中甘淡的津气亦上荣于舌，故舌质表现为淡红

表3　舌色变化辨治简表

类　别	舌　象	主　病	治　法
淡白舌	红色浅淡，红少白多，或全无红色	虚寒证	温补
淡白湿润舌	色淡白而水津较多	脾阳虚损，水湿潴留	温补脾阳，健脾利湿
淡白少津舌	色淡白而津液缺少	阳气虚损，津液不足	扶阳益气，生津润燥
淡白光莹舌	色淡白而光滑洁净	气血两虚	养胃健脾，补气生血
红（绛）舌	鲜红加深而成绛色	营血邪热，阴虚阳亢	清营凉血，养阴清火
淡白夹红舌	舌大部分均为淡白色，个别部分呈鲜红色	阴虚火动	滋阴降火
红（绛）湿润舌	老绛而湿润多津	营热湿蕴，阴虚火旺夹湿	清营化湿，养阴渗湿
	舌色嫩红而湿润水滑	虚阳上浮，真寒假热	温养镇摄

· 续表 ·

类　别	舌　象	主　病	治　法
红（绛）少津舌	舌色鲜红或深红，涸而少津	营热伤津，阴虚火旺	清营养阴，滋阴降火
	舌尖红绛而干，余均淡红	心火独旺	泻心火导热下行
红（绛）光莹舌	舌色红绛，平如镜面，似有光泽，干而无津	胃肾阴虚	滋肾养胃
红舌红点	舌色鲜红，并有深红或紫黑色小点	温热或瘟毒入血，热毒乘心，湿热蕴于血分	清热凉血解毒，凉血清心，清热利湿
红舌白点	舌色鲜红，有散在性的白点	凸起：热毒炽甚	清热败毒
		凹下：脾胃气虚	清热养胃
红舌红（紫）斑	舌色红，并有深红色的圆形小斑点	血中热甚而气血壅滞	清热凉血行滞
红（绛）芒刺舌	舌色红绛，舌上颗粒增大，呈尖锋形芒刺	营分郁热	清营泄热
绛紫舌	舌色深绛而带有紫色，少津	热盛伤津，气血壅滞	清热育阴，导滞决壅

·续表·

<table>
<tr><th>类 别</th><th colspan="2">舌 象</th><th>主 病</th><th>治 法</th></tr>
<tr><td>青紫舌</td><td colspan="2">舌色紫中带青而淡且滑润</td><td>寒滞血瘀</td><td>化瘀散寒</td></tr>
<tr><td rowspan="3">暗紫舌</td><td rowspan="3">舌 色 绛 紫 晦暗</td><td>干燥无津</td><td>热邪入血</td><td>凉血散血</td></tr>
<tr><td>润湿</td><td>营热夹瘀</td><td>清营破瘀</td></tr>
<tr><td>有秽垢</td><td>热深夹湿</td><td>清营利湿</td></tr>
<tr><td>青色舌</td><td colspan="2">舌色青如水牛舌</td><td>寒凝阳郁，瘀血</td><td>温阳散寒，活血行瘀</td></tr>
</table>

一、淡红舌（即正常舌）

【舌象及成因】淡红舌，是正常人的舌色，不深不浅，红活润泽。所以出现淡红色的原因，《舌胎统志》认为："红者心之气，淡者胃之气。"这是因为舌是心脏的苗窍，心主血脉而色赤，经脉直通于舌；胃中甘淡的津气亦上营于舌，故正常舌质的颜色便表现为淡红。《舌诊研究》根据舌的生理做进一步的解释说："由于舌黏膜下层的血管十分丰富，舌又为一长条肌肉组织组成的肌性器官，肌肉内的血运也十分丰富，使舌肌呈红色，但由于红色之舌肌尚需透过一层白色半透明带有角化的黏膜面，因而构成了正常淡红的舌质。"

二、淡白舌

【舌象及成因】舌色红少白多，称为淡白（以红色浅淡为多见，也有白而全无红色的）。它的成因，主要由于虚寒。即由于阳气衰少，化生阴血的功能既弱，推动血液运行的力量亦差，因而使血液不能充分营运于舌质之中，以致舌质显现浅淡不红，而成白色。虚寒的“寒”，只是阳气不足之意，不是指外感寒邪。所以《辨舌指南》说：“若全舌无苔，有津湿而光滑，或其苔白色与舌为一，刮之不起垢腻，口唇必润泽无缝，淡白透明（舌质全部明净无苔的意思），是虚寒也。”

【主病】虚寒证。

【治法】温补。

三、淡白湿润舌

【舌象及成因】舌色淡白，舌上水津较多，好像有过剩的水分浸渗于舌质之中似的。这是脾阳不振，水湿不能完全运化的表现。因体内水分的运化，清的升而为津，浊的降而外渗，其中主要靠脾脏的阳气为之运化，脾阳亏损，运化的机能减弱，使体内水湿增多，因而使舌上相应地显出湿润的现象。也正因为脾阳不足，不能充分推行血液，以致营养不良，故舌呈淡白色。

【主病】脾阳虚损，水湿潴留。

【治法】温补脾阳，健脾利湿。

四、淡白少津舌

【舌象及成因】舌上津液不足，甚至没有津液，都属于少津的范围。总是由于阳气虚损不能生化津液，或者不能敷布津液所造成的。津液的来源，是由于水谷精微经过阳气的温煦而化生，复经过阳气的运行而散发到全身各个组织中去。若是中上焦脾和肺脏的阳气虚弱，则脾阳不能生津，肺气无以布津，反应于舌上，必然是色淡白而津液缺少。临床常见腹中停水的患者，口舌反而干燥，就是由于阳虚，既不能化水成津，仅有的津液，亦无以散布的缘故。

【主病】阳气虚损，津液不足。

【治法】扶阳益气，生津润燥。

五、淡白光莹舌

【舌象及成因】舌色淡白，舌面薄苔全部脱光，好像新剥皮的鸡肉，故叫作“光莹”，即光滑洁净的意思。这种舌象的形成，主要是由于脾胃损伤，气血两虚，久久不能恢复所致。《舌鉴辨正》称为“纯熟白舌”，并说：“乃气血两虚，脏腑皆寒极（即虚极的意思）也，宜十全甘温救补汤（即十全大补汤去桂加鹿茸）。”初起，每由舌的中心先见光滑，逐渐向四边发展，终至全舌光滑无苔。因为脾胃亏虚，食欲不振，时间久了，必然导致气血两虚，营养不良，舌质得不到足够的营养，以致舌苔逐渐脱落，又不能续生新苔，结果便呈现全舌淡白而光滑了。

【主病】气血两虚。

【治法】养胃健脾，补气生血。

六、红（绛）舌

【舌象及成因】舌的正常色为淡红，若变而正赤，则为鲜红；红色再加深，则为绛红。因此，在绛红出现之前，往往都是经过鲜红阶段的。但无论鲜红或绛红，都是营血中有热的反映，只是绛红色的热势更甚而已。同样是营血中有热，但还有实热和虚热的区分。《舌胎统志》:“绛色者，火赤也；深红也，为温热之气蒸腾于膻中之候。故绛色者，神必不清，气必不正，为壮火食气，气乱则神昏是也。”这种热型的红绛舌，大多在热病亢盛时出现，往往见口渴饮冷，脉洪数有力。由于热灼伤津，这时虽也有阴液不足的存在，但根本原因却在于阳热亢盛，所以为实热证。至于《舌鉴辨正》所说的:“色灼红无苔无点而胶干者，阴虚水涸也。……或无津液，而咽干带涩不等，红光不活，绛色难名，水涸火炎，阴虚已极也。”这是属于虚热型的红绛舌。主要是由于阴虚而致火炎，所以舌虽红绛而口不渴，或虽渴而不欲饮，或漱水不欲咽，脉亦细数无力，所以为虚热证。

【主病】营血邪热，阴虚阳亢。

【治法】清营凉血，养阴清火。

七、淡白夹红舌

【舌象及成因】舌色大部分均为淡白，却有个别部分呈鲜红色，叫作淡白夹红舌，多属于虚火内动的表现。如红色出现于舌的中部，为脾胃虚火；出现于舌的根部，为肾中虚火；出现于舌尖，为心的虚火；出现于舌边两侧，为肝胆虚火。

【主病】阴虚火动。

【治法】滋阴降火。

八、红（绛）湿润舌

【舌象及成因】舌色红而湿润，一般是指嫩红色而言；舌色绛而湿润，一般是指老红色而言。舌色老绛而湿润多津，在外感病中，属于邪热入营，湿热内蕴；在内伤病中，则为阴虚火旺，素有痰湿的病证。舌色红而娇嫩，且湿润水滑，这是虚阳上浮，真寒假热的表现。两者的病变性质是截然不同的。

【主病】营热湿蕴，阴虚火旺夹湿；虚阳上浮，真寒假热。

【治法】清营化湿，养阴渗湿；温养镇摄。

九、红（绛）少津舌

【舌象及成因】舌色鲜红或深红，舌面亦涸而少津，这是热邪伤津，或素体阴亏的反映。《舌鉴辨正》说："红嫩无津舌，全舌鲜红，柔嫩而无津液，望之似润而实燥涸者，乃阴虚火旺也。"在外感病中，每于热邪侵入营分以后，津液被劫时，出现这种舌像。在内伤病中，阴虚火旺时，亦常见到。如果仅是在舌尖部红绛而干，其余都是淡红色，便属于心火独旺的征候了。

【主病】营热伤津，阴虚火旺；心火独旺。

【治法】清营养阴，滋阴降火；泻心火导热下行。

十、红（绛）光莹舌

【舌象及成因】舌色或红或绛，平如镜面，望之似有光泽，实际干燥无津，是为红（绛）光莹舌。或全舌皆然，或仅出现于舌之某一部分，无论内伤外感，一见这种舌象，便是阴液消亡的征候。《舌鉴辨正》说："色绛红，无苔无点，光亮如镜……水涸火炎，阴虚已极也。"它的成因，或由不恰当地过用燥药，或由于病久失治，以致胃肾的阴液涸竭使然。如同时并见舌底和咽喉干燥，是为肾液的枯竭；如果只是舌心较干的，则为胃津之涸，临证不可不辨。

【主病】胃肾阴虚。

【治法】滋肾养胃。

十一、红舌红点

【舌象及成因】舌色鲜红，并有散在的深红色小点鼓起于舌面，有的甚至紫黑色，统为邪热深入血分的征象。《舌鉴辨正》叫作“红星舌”，并说“红星舌，全舌纯红，而有深红星（即星点），乃脏腑血分皆热也。中燥火者，中疫毒者，实热人误服温补者皆有之”。所以凡热邪侵入血分，快要发生斑疹的时候，或者瘟毒证热毒深入血分的时候，都可能出现这种舌象。若伴见神昏谵语，则为热毒乘心。他如湿热久蕴在血，小便不利，头汗独多，而见这个舌象，往往是发黄疸的先兆。另有种“红绛舌苔黄黑生斑”的，与此相同。

【主病】温热或瘟毒入血，热毒乘心，湿热蕴于血分。

【治法】清热凉血解毒，凉血清心，清热利湿。

十二、红舌白点

【舌象及成因】舌色鲜红，有散在的白色小点鼓起于舌面，这是热毒炽甚，舌将糜烂的先驱。有散在的白色小点却凹陷而低于舌面，这是由于脾胃气虚，不堪热毒攻冲的反映。

【主病】热毒炽盛；脾胃气虚而热毒攻冲。

【治法】清热败毒；养胃清热。

十三、红舌红（紫）斑

【舌象及成因】舌呈红色，并有圆形比红色更深的小斑点，多少不一，统为血中邪热过盛，气血壅滞而成。《舌鉴辨正》称为“生斑舌”，并谓“生斑舌，全舌纯红而有小黑点者，脏腑皆热也”。这种出现在舌上的斑点，与出现在皮肤上的斑点机理相同，所以，热病见此舌象，往往为全身发斑的先兆。临床所见，凡舌色淡红，而见红绛色斑点的为轻；舌色红绛，而见紫黑色斑点的为重。

【主病】血中热甚而气血壅滞。

【治法】清热凉血行滞。

十四、红（绛）芒刺舌

【舌象及成因】舌色或红或绛，舌上原来的颗粒，不仅增大，并渐形成尖锋似的，多见于舌的边尖部位，或全舌皆有，这叫芒刺。形成芒刺的原因，正如《温热论》所说：“不拘何色，舌上生芒刺者，皆是上焦热极也。”而《伤寒论本旨》又说：“凡舌生芒刺者，苔必焦黄或黑；无苔者，舌必深绛；其苔白或淡黄者，胃无大热，必无芒刺。”是中焦有热亦能生芒刺。临床所见，邪热一经入于营分，无论在上焦在中焦，都可以出现芒刺。

【主病】营分郁热。

【治法】清营泄热。

十五、绛紫舌

【舌象及成因】绛红色进一步加深，则呈绛紫色，仍为邪热入营入血，在不断发展传变的标志。《舌鉴辨正》说："紫见全舌，脏腑皆热极也。"《舌胎统志》说："紫舌干裂纹者，热极不治。"《察舌辨证新法》说："质紫无苔，热在阴分也。"以上所叙述的紫色，都是指绛紫而言，所以都为热盛的病变。热盛之所以使舌色由绛红而变为绛紫，主要是因为热邪不断地亢盛，则津气两伤，津伤的结果，血液便失去滋润；气伤的结果，血液亦难以运行。于是血气壅滞不畅，而呈绛紫色。因此，这时舌上的津液也是缺少的，所以《舌胎统志》而有"舌干裂"的记载。

【主病】热盛伤津，气血壅滞。

【治法】清热育阴，导滞决壅。

十六、青紫舌

【舌象及成因】舌色紫中带青而淡，并见润滑，叫作青紫舌。多由淡白色转变而成，与深红变为绛紫舌的，迥然不同。凡寒邪直中，经血瘀滞，多见这种舌象。《舌鉴辨正》说："淡紫带青舌，青紫无苔，多水滑润而瘦小，为伤寒直中肝肾阴证。"《通俗伤寒论·秀按》："舌色见紫，总属肝脏络瘀。……因寒而瘀者，舌多淡紫带青，或滑或暗。"可见寒凝血瘀，是出现青紫舌的主要原因。

【主病】寒滞血瘀。

【治法】化瘀散寒。

十七、暗紫舌

【舌象及成因】舌色绛紫，晦暗而不润泽，好像紫色中略带灰色的，称为暗紫舌。这种舌象的成因有三：一是热邪深重，津枯血燥，血行壅滞；二是素有瘀血，今又邪热入于营分，血热瘀蕴，经脉阻滞；三是温热夹湿，湿与热并，蕴结不解。所以叶天士《温热论》说："热传营血，其人素有瘀伤宿血在胸膈中，夹热而抟，其舌色必紫而暗，扪之湿。"在临床上要分辨的，若仅是热邪入血，应是暗紫而干燥无津；有瘀血的，则暗紫而润湿；夹湿的，则暗紫而兼有秽垢。

【主病】热邪入血；营热夹瘀；血蕴湿热。

【治法】凉血散血；清营破瘀；清营利湿。

十八、青色舌

【舌象及成因】舌色发青，古医书形容如水牛之舌，多见于阴寒证和瘀血证。《舌胎统志》说：“青色舌……乃寒邪直中肝肾之候，竟无一舌属热之因。”这是阴寒邪胜，阳气郁而不宣之故。《辨舌指南》说：“舌边色青者，有瘀血郁阻也……舌青口燥，漱水不欲咽……内有瘀血也。”有瘀血而舌色青，这和体表受跌仆伤而发青，同一理由。

【主病】寒凝阳郁；瘀血。

【治法】温阳散寒；活血行瘀。

第二节　诊察舌体

舌体的病变，也就是舌组织本身发生了病理的改变。前人都把它列入疾病之中，作为一种病症来处理，而不作为诊察病证的方法。所以许多讨论杂病的典籍中，从《备急千金要方》以下都有“口舌”这个门类；相反，在各种专门讲舌诊的书籍中，都不列“舌体”这个项目。只有《辨舌指南》专列有一章《辨舌之形容》，其中谈到了舌体的软、硬、胀、瘪、战、痿、舒、缩、歪斜、吐弄等病变。因为舌体的病变，并不是孤立的问题，同样是由于内在脏腑气血发生寒、热、虚、实病理变化的反映。例如《灵枢·经脉》篇说:“足太阴气绝……则舌萎;足厥阴气绝……故唇青舌卷。”同时,观察舌体的变化,仍须结合舌色、舌苔来进行,故将临床常见的舌体变化汇集起来,加以分析,无论于辨证与治疗,都是大有裨益的。(表4)

表4　舌体病态简表

类　别	形　态	主　病	治　法
肿胀舌	肿胀而舌色淡白、水滑	阳虚停湿	通阳利水
	肿胀而舌色鲜红	血热上壅	泻心胃之火,佐以散血
	肿胀而舌紫	酒毒冲逆	泻心火兼解酒毒
	肿胀而紫暗发青	中毒	随因急救
	肿胀而舌色淡红	湿热痰饮上溢	化湿蠲痰
瘦瘪舌	瘦瘪舌色淡白	气血两虚	两补气血
	瘦瘪舌色红绛	阴虚火旺	滋阴降火
短缩舌	短缩舌色淡血	寒凝筋脉	温经散寒
	短缩舌色淡白	气血俱虚	补气益血
	短缩舌色深红	燥热生风	清热息风
		风邪夹痰	豁痰宁风

·续表·

类　别	形　态	主　病	治　法
强硬舌	强硬舌色深红	热入心包	清心开窍
		高热伤津	清热滋阴
	强硬舌色淡白或淡红色	中风	养血驱风
痿软舌	痿软舌色淡白	气血两亏	补气益血
	痿软舌色红绛	高热伤津	泄热生津
		阴虚火旺	滋阴降火
裂纹舌	横裂纹	素体阴虚	滋补阴精
	呈冰片形裂纹	老年阴虚	益气生津
	发形裂纹，舌色淡白	脾虚湿侵	补脾渗湿
	短小横直罅纹，色绛	阴虚液涸	补阴泻火
	撕裂纹，如人字、川字、爻字形	胃燥液涸，实热内逼	清热润燥
舌　纵	纵而舌体坚干	实热内踞	涤除实热
	纵而舌色深红胀满	痰热扰心	清心化痰
	纵而麻木	气虚	补中益气
偏歪舌	舌体不正，斜偏一侧	风邪中络	养血息风或滋肾平肝

·续表·

类　别	形　态	主　病	治　法
麻痹舌	无故舌麻	血虚	温补营血
	舌麻，头晕、目眩、颤动	肝风内动	平肝息风
	口角头面俱麻	风气夹痰	祛风化痰
弄　舌	弄舌面赤，烦躁咬牙	心经热盛，引动内风	清火息风
	弄舌，身面黄，大便干	脾经燥热，津液大伤	导热生津
颤抖舌	颤抖舌色淡白	伤津亡阳	温经回阳
	颤抖舌色淡红	气血两虚	气血两补
	颤抖舌色鲜红少津	伤津风动	柔润息风
	颤抖舌色红绛	热极生风	泻肝清营
重　舌	重舌，即舌下血脉肿起	心火，外邪引动内热	清心泻火，解表清里
舌　衄	舌上无故出血如线	心热	清泻心火
	舌上出血，血色干黄	胃热	清热降气
	血多出于舌下	肝热	泻肝解郁

·续表·

类　别	形　态	主　病	治　法
舌　痈	舌上生痈，色红肿大	心火亢盛	清心泻火
	痈生于舌下	脾肾积热	泄热滋阴
舌　疔	舌生紫疱，坚硬剧痛	心脾火毒	泻心清脾，凉血解毒
舌　疮	舌上疮疡凸起	心经热毒	清心败毒
	舌上疮疡凹陷	虚火上浮	滋阴降火
舌　菌	舌生恶肉，头大蒂小	心脾郁火	清热解毒，散郁和营

一、肿胀舌

【舌象及成因】舌体肿大，轻则胖厚增加，重则胀塞满口。其成因如下：一是舌色淡白，舌面水滑，舌体内好像潴留不少水分而肿胖的，这是脾肾阳虚，水湿上泛所致。二是舌色鲜红肿大，常由心胃有热，而致气血上壅之故。如果神昏不清，更证明是热入心包，心火上炎，气滞血壅使然。《诸病源候论·虚劳舌肿候》："心脾有热，故令舌肿。"当属于这一类。三是舌紫而肿的，每见于素善饮酒，又病温热，邪热夹酒毒上冲的患者。四是舌肿色紫暗而发青，口唇亦肿大并现青紫色的，多见于因中毒而引起血液凝滞的病证。五是舌色如常，淡红而胖大，皆因于脾胃湿热与浊痰相搏，湿热痰饮上溢所致。《备急千金要方 · 胃府脉论》所谓“胃绝舌肿”，也就是胃中湿热盛，而胃气阻绝的意思。

【主病】阳虚停湿；血热上壅；酒毒冲逆；中毒；湿热痰饮上溢。

【治法】通阳利水；泻心胃之火，佐以散血；泻心火兼解酒毒；随因急救；化湿蠲痰。

二、瘦瘪舌

【舌象及成因】瘪，音必，枯瘦的意思。舌体变得枯瘦浇薄，叫作瘦瘪舌。总由于灼血消肉所造成。舌色淡白而瘦瘪者，为阴阳两虚，气血不足，不能充盈舌体，久久失其濡养而成。舌色红绛而瘦瘪的，则为阴虚火旺之故。阴愈虚，火愈旺，血中燥热有增无已，于是发生枯瘪、消瘦等变化。无论新病、久病，见此舌，均非轻浅。若更见枯萎无津，或色晦而暗，预后尤多不良。

【主病】气血两虚；阴虚火旺。

【治法】两补气血；滋阴降火。

三、短缩舌

【舌象及成因】舌体短缩，缩而不能伸，不仅不能伸出口外，甚则难于抵齿。短缩而舌色淡白，多见于长期的沉寒痼冷患者，今又遭寒邪内袭，以致寒凝筋脉，收引挛缩而成。《素问·诊要经终论》云："厥阴者……甚则舌卷。"筋属厥阴，寒凝于筋，厥阴之气终绝不能营，所以舌挛缩而卷短。亦有脾肾衰败，气血俱虚，血虚既不能濡养舌体，气虚亦不能温煦助其运动，因而舌也短缩不伸。如短缩舌色深红，则多为热盛伤津，筋脉失去津液的滋润而燥，燥热生风，筋脉拘挛，舌亦因之卷缩。《中藏经·内照法》说"肝风入心……舌缩"，《备急千金要方·脾脏脉论》说"舌体卷缩……邪热伤脾"，都属于这一类。临床所见的，内阻痰湿，又动肝风，风邪夹痰，梗阻舌根，因而舌短缩的，亦复不少。《舌辨指南》云："凡舌短由于生就者，无关寿夭，若因病缩短，不能伸长者，皆危证。"病而至于舌短缩，无论属虚、属实，病情都是较重笃的。

【主病】寒凝筋脉；气血俱虚；燥热生风；风邪夹痰。

【治法】温经散寒；补气益血；清热息风；豁痰宁风。

四、强硬舌

【舌象及成因】强硬舌，是舌体失其柔和而灵活的运动，变得板硬强直，以致语言謇涩不清。临床常见的是：温热病，热入心包之后，由于热扰神明，神志不清，以致舌无主宰，失其灵活而强硬。或由高热伤津，燥火炽盛，舌的筋脉失养，失其柔和而强硬。《中藏经·论心》说："心脉搏坚而长，主舌强不能语。"由于心经邪热炽盛，所以脉来搏坚而长。凡因热盛而舌强硬的，舌色多见深红，故《舌辨指南》说："凡红舌强硬，为脏腑实热以极。"此外，舌强硬尤多见于中风证，常与半身不遂、口眼㖞斜等症同时出现。有时出现在猝然昏倒之后，有的出现于未中之前，常为中风的预兆。《素问·至真要大论》："风邪所胜……舌本强。"《中藏经·风中有五论》说："心脾俱中风，则舌强不能言也。"其舌色多见淡白或淡红。总之，舌强硬，绝不是局部的病变，而关系于脏腑，所以《备急千金要方·杂风状》强调说："舌强不能言，病在脏腑。"

【主病】热入心包；高热伤津；中风。

【治法】清心开窍；清热滋阴；养血驱风。

五、痿软舌

【舌象及成因】舌体软弱痿废而不能运动自如，叫作痿软。《灵枢·经脉》说："肌肉软，则舌痿。"人体任何部分痿软，原因虽多，其为肌肉中的筋脉失养而废弛则是其中的一个原因。痿软而舌色淡白，多由心脾气血亏损，不足以濡养筋脉而成。如见“人中”平满，唇向外翻，是脾气已绝，预后不良。痿软而见舌色红绛，则为有热极津伤；或者阴虚火旺，而使胃肾气津两亏，筋脉失养所致。痿软而舌色干绛无津，是肾阴已涸之候，病属危殆。

【主病】气血两亏；高热伤津；阴虚火旺。

【治法】补气益血；泄热生津；滋阴降火。

六、裂纹舌

【舌象及成因】舌上裂纹，可出现于全舌面，尤以舌前半部及舌尖两侧缘最多见，深者宛如刀割、剪碎。裂纹可呈纵形、横形、井字形、爻字形，以及脑回状或鹅卵石状不等。《备急千金要方·心脏脉论》说“心脏实……肉热口开舌破”，即指舌裂而言，多见于阴虚热盛之证。在临床上的分辨，则如《辨舌指南》所说:“平人之舌无纹也，有纹者，血衰也。纹少、纹浅者，衰之微；纹多、纹深者，衰之甚。舌生横裂者，素体阴亏也；舌生裂纹如冰片纹者，老年阴虚常见之象也。淡白色有发纹满布者，乃脾虚湿侵也；……全舌绛色无苔，或有横直罅纹而短小者，阴虚液涸也。……凡舌见裂纹、断纹如人字、川字、爻字及裂如直槽之类，虽多属胃燥液涸，而实热内逼者亦有之。”

【主病】素体阴虚；老年阴虚；脾虚湿侵；阴虚液涸；胃

燥热实。

【治法】滋补阴精；益气生津；补脾渗湿；补阴泻火；清热润燥。

七、舌纵

【舌象及成因】舌常伸出口外，内收困难，或者不能收缩，流涎不止，叫作舌纵。《灵枢·寒热病》“舌纵涎下”，就是指这个病变。《诸病源候论》又称为“拖舌”，它说：“拖舌，语而不出。”也就是舌体弛纵，拖引不能收缩之意。纵而舌形坚干，为实热内踞，常不自觉地将舌伸出口外，以泄热气；复因其舌体不柔，内收而有困难。纵而舌色深红，舌体胀满，兼见神志不清，或喜笑不常等，这是由于痰热之邪扰乱心神所致。纵而麻木，多为气虚所致。

【主病】实热内踞；痰热扰心；气虚。

【治法】涤除实热；清心化痰；补中益气。

八、偏歪舌

【舌象及成因】舌体不正，斜偏一侧，当张口或伸舌时，舌体的前半部特别明显地斜歪一边，或左或右，常与口眼㖞斜或四肢偏瘫同时出现。舌偏向左的左瘫，舌偏向右的右痪，统为风邪中络，舌的一侧肌肉发生迟缓所致。《辨舌指南》说：

“若色紫红势急者，由肝风发痉，宜息风镇痉；色淡红势缓者，由中风偏枯；若舌偏歪语塞，口眼㖞斜，半身不遂者，偏风也。”病在左者，偏向右；病在右者，偏向左。临床验证，往往如此。

【主病】风邪中络。

【治法】养血息风，或滋肾平肝。

九、麻痹舌

【舌象及成因】舌上有麻木的感觉，叫作舌麻；舌强直不灵而麻木的，叫作痹。《素问·逆调论》说：“营气虚则不仁。”不仁，就是麻痹感。无论什么原因，只要营血不能上荣于舌，舌便会产生麻木异样的感觉。临床常见的，无故而舌麻，时作时止，这是心血虚的表现。舌麻而有头晕目眩，时发颤动，或有其他中风症状的，这是肝风内动之候。不仅舌麻痹，甚至延及口角、头面，痰涎多者，这是风气夹痰的证候。

【主病】血虚；肝风内动；风气夹痰。

【治法】温补营血；平肝息风；祛风化痰。

十、弄舌

【舌象及成因】舌在口中，动如蛇舐，上下左右，掉动不停，微露出口，立即内收，叫作弄舌。因其舌干肿涩，舌体紧缩不舒，便频频摆动，以求缓解。其病因则在于津被热灼，引动内风，筋脉动摇，不能自已。《小儿卫生总微论》说：“弄舌者，其证有二：一者心热，心系舌本，热则舌本干涩而紧，故时时吐弄舒缓之。二者脾热，脾络连舌，热则舌亦干涩而紧，故时时吐弄舒缓之，皆欲饮水。心热则发渴，脾热则津液耗，皆引饮。二证相似，宜加审别。心热者面赤，睡即口中气热，时时烦躁，喜就其冷，切牙上窜，治宜退热。脾热者大便稠硬，赤黄色，面黄身亦微黄，治宜微导之。”无论心热或脾热，都有伤津或动风的病变。动风多见于心热，伤津多见于脾热。

【主病】心经热盛，引动内风；脾经燥热，津液大伤。

【治法】清火息风；导热生津。

十一、舌颤抖

【舌象及成因】舌体颤抖，动摇不宁，有的在伸缩时颤动，有的不在伸缩时亦抖颤难安。颤抖而舌色淡白的，每出现于汗多亡阳证中，这与《伤寒论》38条的“筋惕肉瞤”同一道理，是由于伤津亡阳，筋脉失去阳气的温养与津液的濡润所致。颤抖而舌色淡红，仅见舌体的蠕蠕微动者，是气血两虚证。颤抖而舌色鲜红而少津，为血中燥热，津伤风动之候。舌体习习扇动，舌色红绛的，是肝脏热毒盛极，风气内动使然。

【主病】伤津亡阳；气血两虚；津伤风动；热极生风。

【治法】温经回阳；两补气血；柔润息风；泻肝清营。

十二、重舌

【舌象及成因】舌下血脉肿起，好像另生一小舌似的，叫作重舌；如有两三处血脉肿起，连贯而生，俗又呼为“莲花舌”。凡患重舌的，在下颏处都可以见到浮肿，按之内有硬核，这是由于心经火热，循经上冲，遂令舌下血脉肿起的缘故。若兼见发热恶寒的表证，又当属于外邪引动心火。

【主病】心火，外邪引动内热。

【治法】清心泻火，解表清里。

十三、舌衄

【舌象及成因】舌上出血，名舌衄。多由心经热甚，逼血妄行所致。《辨舌指南》云：“若舌上无故出血如线不止，乃血热上溢心苗……大抵病心经热极者，多舌出血，有病愈而血仍不止者。”《血证论》说：“口乃胃之门户，舌在口中，胃火熏之，亦能出血。……舌本乃肝脉所络，舌下渗血，肝之邪热。”心热舌衄，多见舌肿胀，舌色鲜红，甚至可见心烦神昏。胃热舌衄，舌色干黄，口渴，大便秘结。肝热舌衄，血多出于舌下，并常见头晕、胁痛诸症。

【主病】心热；胃热；肝热。

【治法】清泻心火；清热降气；泻肝解郁。

十四、舌痈

【舌象及成因】舌痈，即舌上生痈，色红肿大，延及下颏亦红肿硬痛。一般都是由于心经火热亢盛所致。《中藏经》云：“痈疽，发于咽舌者，心之毒也。”便是指心的火毒而言。间亦有痈生于舌下的，则为脾肾积热，消津灼液而成。

【主病】心火亢盛；脾肾积热。

【治法】清心泻火；泄热滋阴。

十五、舌疔

【舌象及成因】舌上生如豆粒大的紫色疱，坚硬而剧痛，多由心脾火毒所致。《疫证一得》云：“若舌上发疔，或红或紫，大如马乳，小如樱桃，三五不等，流脓出血，宜甘露饮增石膏、犀角、连翘，加银花、金汁水，重清心火。”但疔亦有生于舌下的，《中藏经·论五疔》说：“赤疔在舌下，根头俱赤，发痛，舌本硬，不能言。”无论疔生舌上、舌下，其因于心脾经的火毒而发，并无二致。

【主病】心脾火毒。

【治法】泻心清脾，凉血解毒。

十六、舌疮

【舌象及成因】舌上生疮，有如粟米大，散在舌的四周上下，或痛或不痛。《丹溪心法》说："舌上生疮，皆上焦热壅所致。"尤以属于上焦心经的热毒为多，故《石室秘录》云："口舌生疮，乃心火郁热。"凡属于心火夹毒上炎而成的，疮多凸于舌面而痛。也有下焦阴虚，虚火上浮而成的，疮则凹陷不起，亦不痛。

【主病】心经热毒，虚火上浮。

【治法】清心败毒，滋阴降火。

十七、舌菌

【舌象及成因】舌上生出恶肉，初起如豆大，渐渐头大蒂小，好像"泛莲"和"鸡冠"似的，蔓延极快，朝夕不同，外表红烂无皮，疼痛甚剧，流涎极臭，妨碍语言饮食；甚致病势波及颏颌两腮，初则木硬而皮色不变，久则破溃穿腮，欲食舌不能动，欲咽痛而难忍，终至身体日趋消瘦，渐感不支。病由心脾烦扰，抑郁不舒，气结火炎而成。《灵枢·热病》说："舌本烂，热不已者死。"临床所见，舌本溃烂无已，预后多不良。

【主病】心脾郁火。

【治法】清热解毒，散郁和营。

第六章　舌苔的诊察

现代医学认为，舌面上之所以形成一层薄润的苔，主要是由于丝状乳头的分化而来。丝状乳头的末梢经分化成完全角化或角化不全的角化树，在角化树各个分枝的空隙中，填充着脱落的角化上皮、唾液、细菌、食物碎屑及渗出的白色细胞等，这就是组成舌苔的生理状况。但是舌上为什么必须形成这薄苔？现代医学还没有进一步说明；而中医学则认为由于胃中生气所表现。如《伤寒论本旨·辨舌苔》说："舌苔由胃中生气所现，而胃气由心脾发生，故无病之人常有薄苔，是胃中之生气，如地上之微草也，若不毛之地，则土无生气矣。"所谓"胃中生气"，即胃的生理功能。脾胃的生理功能正常，舌上即呈现一层薄润的苔；如果脾胃的生理功能发生病变，种种病变的苔亦由之而生。因此，在诊察疾病的时候，不仅要察舌，而且还要察苔。《形色外诊简摩·舌质舌苔辨》说："苔乃胃气之所熏蒸，五脏皆禀气于胃，故可借以诊五脏之寒热虚实也。"

诊察舌苔，大致可分为两个部分进行，一是苔质，一是苔色。苔质有厚、薄、干、滑、腻、黏等的区分；苔色有黄、白、黑、灰等的不同。

第一节　诊察苔质

苔质，即如前所述，为舌上丝状乳头的角化物，前人亦称之为苔垢。盖以病变而生的苔，乃由病邪秽垢之气上溢于舌而成者，是以名之。因此，临证察苔的主要目的，是用以分析病邪传变的表、里、寒、热关系。所以《伤寒明理论》说："伤寒三四日已后，舌上有膜，白滑如胎，甚者或燥，或涩，或黄，或黑，是数者，热气浅深之谓也。邪气在表者，舌上则无胎，及邪气传里，津液结抟，则舌上生胎也。"故苔的有无、厚薄，即病变深浅轻重的征候。所以验舌察苔成为临床不可缺少的诊察疾病方法之一。

一、苔的分布

苔分布于舌面，一般是薄而均匀的；或者在舌的中部和根部稍厚，这是正常现象。由于中根部内应胃肠，苔本是胃气湿热之所熏蒸，其于中根部略厚一些，这是很自然的。相反，如果中根部无苔，或者极少，这便是"胃阳不能上蒸，肾阴不能上濡"的表现。如果中根部的苔特厚，又常常是胃肠内有浊邪积滞，如饮食痰湿之类。《辨舌指南》说：“苔垢薄者，形气不足；苔垢厚者，病气有余。苔薄者，表邪初见；苔厚者，里滞已深。”另外，苔由薄转厚，为病邪渐次增加，或潜伏之邪，开始暴露；苔由厚变薄，则为正气来复，或者是里蕴之邪逐渐外达。当然，在临证时要配合其他诊断方法来分辨，不过苔的薄厚变化则是征兆之一。

苔布于舌，还有“偏”和“全”的分别。苔布满舌的全部，这叫作“全”，多见于中焦痰湿阻滞之证。故《辨舌指南》说：“全者，苔铺满地也，为湿痰滞中。”苔仅布于舌的某一局部，或偏布于左，或偏布于右，或偏布于前，或偏布于后，这叫作“偏”。由于其偏布各异，主证亦各有不同。《辨舌指南》说：“偏者，其苔半布也，有偏内、偏外、偏左、偏右之分。凡偏外者，外有苔而内无也，邪虽入里而犹未深也，而胃气先匮；偏内者，内有苔而外无也，里邪虽减，胃滞依然，而肠积尚存，及素有痰饮者，亦多此苔。偏左滑苔，为脏结证，邪并入脏，最为难治；偏右滑苔，为病在肌肉，为邪在半表半里。”（舌尖为外，舌根为内。《察舌指南》的内外之分，在临证时颇有参考价值）按偏左、偏右，仍属于肝胆及半表里的病变为多，《察舌指南》认为偏左是否即可断为脏结症？是否即可断为最难治？尚缺乏临床的验证来说明。

二、苔的有根与无根

苔既是由舌上丝状乳头末梢的角化而成，更是由于脾胃中的生发之气的熏蒸所致，说明苔的生长是有其根蒂的，苔之与舌是有其密切的联系而不可分的。但在某些病变过程中，确是看到苔与舌是相互脱离的时候，这种苔便是没有根蒂似的。因此，诊察苔便提出了有根无根的问题来了。有根的苔和无根的苔，在病理变化方面究竟有怎样的区分呢？《形色外诊简摩》曾有较详的描述："脉有有根无根之辨，舌苔亦何独不然。前人只论有地无地，此只可以辨热之浮沉虚实，而非所以辨中气之存亡也。地者，苔之里一层也；根者，舌苔与舌质之交际也。……至于苔之有根者，其薄苔必匀匀铺开，紧贴舌面之上；其厚苔必四围有薄苔辅之，亦紧贴舌上，似从舌里生出，方为有根。若厚苔一片，四围洁净如截，颇似别以一物涂在舌上，不是舌上所自生者，是无根也。此必久病，先有胃气而生苔，继乃胃气告匮，不能接生新苔，而旧苔仅浮于舌面，不能与舌中之气相通，即胃肾之气不能上潮以通于舌也。"其实，苔生舌上，舌是苔的根；脾胃生发之气上蒸于舌而为苔，则脾胃又是舌和苔的根。上面所说的无根的苔，并不是说苔不自舌生，不自脾胃之气上蒸而成，而是说苔既生之后，因"胃气告匮"，不能接生新苔，已生之苔便渐渐脱离舌面，以致舌面洁净光滑而已。因此，辨别苔的有根无根，其重要意义有三：第一，有根的薄苔，匀铺舌面，是属于正常苔。第二，有根的厚苔，虽代表邪气盛的一面，但脏腑生气并未告竭。第三，无根的苔，不问其厚薄，只要是舌面洁净光滑，没有再生苔的迹象，便足以说明脾、胃、肾之气不能上潮，便属于正气衰竭的范畴。

另外，还有一种说法：苔不易刮去的，为有根，属实证；苔容易刮去的，为无根，属虚证。我们认为，尽管苔不易刮去，但它只是一般正常匀铺的薄苔，不能表现为实证；尽管苔容易刮去，但它旋刮旋生，舌面并不洁净光滑，亦不能称为虚证。所以苔的易刮不易刮，不能完全说明有根无根的问题，亦不能完全据以辨证的虚实。再如《伤寒论本旨》说："无根者，表分浊气所聚，其病浅；有根者，里之邪气所结，其病深。有根之苔，又当分其厚薄、松实，厚者邪重，薄者邪轻；……松者胃气犹尚疏通，实者胃气已经闭结也。"以上所说，只是从邪气一方面来说的，没有考虑到正气的问题。不过把有根的苔分作厚薄、松实几个方面来分辨，这是有临床意义的。舌质松，便易于刮去；舌质实，便不易刮去。实际说来，这并不关系到有根无根的问题。

三、苔的润滑与干涩

正常舌苔由于口腔内唾液腺的不断分泌，故常滋润有津，使口适然，而没有任何异样感。如果唾液的分泌发生了不足或太过的变化，舌苔便会因之而出现润滑与干燥两种不同的情况。《辨舌指南》说："滋润者其常，燥涩者其变。滋润者为津液未伤，燥涩者为津液已耗。"又《察舌辨证新法》说："湿证舌润，热症舌燥，此理之常也。"苔薄而滋润，这是正常的苔。但滋润与润滑是有所分别的，滋润是津液适度，不多不少，徒见其润，不见其滑；滑为水湿，是唾液的分泌太多，徒见其苔上水湿溱溱，常有一层半透明或透明唾液黏附于苔上，手扪之则滑利而有水湿，故《辨舌指南》说："滑者津足，扪之而湿。"这种滑苔，一般是有寒、有湿的反映。凡上、中、下三焦阳气衰少，不能运化水湿，因之水湿潴留，而为饮为痰，痰饮随经脉而上溢于苔，便见到水湿过剩的滑苔了。《辨舌指南》又云："滑苔者，主寒主湿也，有因外寒而滑者，有因内寒而滑者，如邪初入里，全舌白滑而浮腻者，寒滞中宫，胃阳衰也。滑而腻者，湿与痰也；滑腻而厚者，湿痰与寒也。"卫阳虚于表，则外寒乘虚而入；胃阳虚于里，则内湿因虚而留。这就是滑苔的主要病机。

唾液分泌不足或舌面蒸发过快，以致舌面缺乏津液，望之枯涸，扪之涩手，这种干燥的苔，总是由于热盛津伤所致。正如《伤寒论本旨》所说："干燥者，邪热伤津也。"但就临床所见，亦略有区分：太干燥而色黄，多为胃里热极；苔干燥而色黑，多为热极而阴竭，或为痰热结胸；苔干燥色黑而中心特厚，属于脾燥肾竭；如果舌苔全部干燥而黄黑积滞，甚至干焦罅裂芒刺，总属实热证。但是亦有苔干燥而并非热证的，乃属于阳虚范围，所以《伤寒论本旨》又说："干燥者，阳气虚，不能化津上润也。"这种燥苔的见症是：口虽干而不渴，或者渴而不欲饮，细察其舌质，多呈淡白，而不红绛。

四、苔的腐腻

腐苔是比较厚的一种苔，颗粒大而松疏，形状颇与豆腐渣相似，厚厚地堆铺舌上，极易刮脱，多为阳热有余，蒸发胃中腐浊邪气上升而成，所谓"厚腐之苔无寒证"是也。临证诊察腐苔，大体上有三种情况：首先是正气胜邪的苔象。《医原》说："风寒风温……渐次传里，与胃腑糟粕相为抟结，苔方由薄而厚，由白而黄而黑而燥，其象皆板滞不宣，迨下后，苔始化腐；腐者，宣松而不板实之象，由腐而退，渐生浮薄新苔一层，乃为病邪解尽。"其次，是常见于内痈诸证的脓腐苔，苔色白带淡红，舌上黏厚一层，有似疮脓。如肺痈及下疳结毒，苔多为白色的脓腐；胃痈多为黄色的脓腐；肝痈多为灰紫色的脓腐等。再次为霉腐苔，有的舌上生一层白色膜，有的出现饭粒样的糜点，叫作口糜。每因于胃脘腐败，津液悉化为浊腐蒸腾而上，循食道上泛咽喉，继则满口，直至唇齿、上下腭都是糜点。《医原》说："因其人胃肾阴虚，中无砥柱，湿热用事，混合蒸腾，证属难治。"总之，脓腐苔与霉腐苔的病变，都不是轻浅的。

腻苔，一般都在舌的中根部较厚，边尖部较薄，颗粒细小致密，紧贴舌上，揩之不去，刮之不脱，舌面罩着一层呈油腻状的黏液。《舌诊研究》谓："如以放大镜观察，可见腻苔之丝状乳头数目及其分枝增加，其中包埋者很多黏液及食物颗粒。"多见于湿浊、痰饮、食积、顽痰等阳气被阴邪所抑的病变。凡苔厚腻而色黄，为痰热、为湿热、为暑温、为湿温、为食滞、为湿痰内结，腑气不利；苔滑腻而色白，为湿浊、为寒湿；苔厚腻不滑，粗如积粉，为时邪夹湿，自里而发；苔白腻不燥，自觉闷极，属脾湿重；苔白厚黏腻，口发甜，吐浊涎沫，为脾瘅，乃脾胃湿热气聚，与谷气相抟，满而溢上之候。

要之，苔腐多为邪热有余，苔腻每属阳气被抑。

五、苔的消长

苔的消退和增长，是正气和病邪互为消长的表现。凡舌苔由无而有，由薄而厚，一般都是说明病变的进展；相反，由厚而薄，由多而变少，一般都是说明正气的渐次恢复，病邪的逐渐消退。不过，无论苔的增长和消退，都以逐渐转变为良，倘使出现骤增退现象，多为病情暴变的征候。例如，薄苔在短时间内突然增厚，则表示正气暴衰，邪气的急遽入里；若满舌厚苔，突然迅速消退，又往往为胃气暴绝的反映。《察舌辨证新法》云："苔之真退真化……真退必由化而退，假如苔由厚而退薄，由板而生孔，由密而渐疏，由有而渐无，由舌根外达至舌尖，由尖而渐变疏薄，乃里滞减少，是为真退。由退而后生薄白新苔，乃胃气渐复，谷气渐进的吉兆。"如果不是真退，临证时要注意几种情况：一种是苔骤然退去，不再生新的苔，以致舌面光洁如镜，这是脾胃津气衰竭的现象。一种是苔呈多块剥落，而舌面上仍斑斑驳驳地存留，有如豆腐屑铺在舌面一般，东一点，西一点地散乱存在，仍为胃气胃液两被伤残之候。一种是满舌厚苔突然退去，但舌面仍留腻涩污质，或者残留朱点，或者残留着发纹状的东西，都属于假退，稍隔一两天便要继续生长厚苔的。一种是满舌厚苔，只有舌中部剥落一瓣，有的呈现罅纹，有的呈现凹点，舌面色红而燥，这便要慎防其津液脱失，中气衰竭。一种是厚苔忽然退去，舌面光而燥，每见于胃气渐绝的时候。凡此种种，都是苔的假退，而不是真正的消失；都属于病变的增进，而不是病变的好转。

第二节　诊察苔色

苔质既由病变邪气而生，苔色亦由病变邪气而着，不同的病邪，既可以见到不同的苔质，也可以出现不同的苔色。《伤寒指掌》说：“白苔肺经，绛苔心经，黄苔胃经，鲜红胆经，黑苔脾经，紫色肾经，焦紫起刺肝经，青滑肝经。”这是从脏腑不同的性质，而分辨其不同病变的苔色。这种分法，有较大的局限性，临证所见，不一定如此。《辨舌指南》引马良伯云：“外淫内伤，脏腑失和，则舌上生苔，故白苔者，病在表；黄苔者，病在里；灰黑苔者，病在肾。苔色由白而黄，由黄而黑者，病日进；苔色由黑而黄，由黄而白者，病日退。”这是根据病变的性质来分析苔色，颇有实践意义的。风寒外感，病在表分，往往见白色苔；病在于里，热邪内作，往往见黄色苔；黑色之浅者便是灰，苔色灰黑而有津，多为肾经的寒湿；苔色灰黑而无津，多为肾经的热邪。随着病变的发展，苔色由白而黄，由黄而黑，常验证于热性病的进行期；苔色由黑而黄，由黄而白，常验证于热性病的消退期。临床上根据苔色的转变来辨证，是有很大价值的。

一、白色苔类

苔现白色，主要可以从以下三个方面来观察：①主肺与大肠。《临证验舌法》云："舌苔白色，肺与大肠病也，不拘所见何症，但看白而坚敛苍老者，肺与大肠气盛也；白而浮胖娇嫩者，肺与大肠精气虚也；白而干燥者，非大肠血虚火盛，即肺脏阴虚火盛也。"②主表证。《重订通俗伤寒论·六经舌胎》廉勘说："白苔主表……但看舌苔带一分白，病亦带一分表。"③主寒证。《伤寒论本旨》说："凡苔垢，色白者为寒，白甚者，寒甚也。"这是白苔在病变中所主的基本性质。但于临证时还当根据脉症来具体分析，如《舌鉴辨正》说："白舌为寒，表证有之，里证有之，而虚者、热者、实者亦有之。……若白苔夹变别色见于某经，即是某经病重，凡表里寒热虚实皆同。辨舌者，宜于望闻问切四事参考之，庶几不差。"兹将临证常见的几种不同白苔，分述如下。（表5）

表5　白苔类主病简表

类　别	舌　象	主　病	治　法
薄白苔	色白苔薄均匀，干润得中	风寒湿邪在表	辛温解表
薄白滑苔	色白而薄，水滑湿润	外感寒湿	辛温解表
		水气上溢	温中渗湿

·续表·

类别	舌象	主病	治法
薄白干苔	色白而薄，津少干涸	气虚津少	益气生津
		燥气伤肺	清润化燥
白润略厚苔	色白而厚，润泽如常	风寒邪盛	辛温散寒
		邪传半里	和解少阳
		中焦寒湿	温中燥湿
白厚腻苔	色白而厚腻，如涂米粉状	饮食或湿浊停滞	泄湿导滞
白厚腻滑苔	色白而厚腻，如涂豆腐浆	寒湿痰饮停聚	温中渗湿蠲痰
白厚腻干苔	色白质厚，干燥异常	津伤湿滞	生津导滞
		湿盛热郁	清热化湿
白糙、裂苔	色白质干而粗，或有裂纹	暴热伤津	生津泄热
		暑热伤气	清暑益气
白黏腻苔	色白而厚腻，苔上罩一层浑浊黏液	痰湿	燥湿化痰
		中焦湿热	芳香化浊
		湿滞气分	解肌祛湿
白如积粉苔	色白，颗粒疏松，如堆铺白粉	邪热浮经	疏利热邪
		邪毒内盛	清解化毒
		热聚三焦	清凉泄热
雪花苔	苔色洁白如雪花散布	脾阳衰败	甘温扶阳

·续表·

类 别	舌 象	主 病	治 法
霉 苔	苔垢色暗，有白色小霉点	胃肾阴虚，湿毒熏蒸	养阴清热解毒
偏白滑苔	右半白滑苔	邪入半表里	疏解少阳
	左半白滑苔	脏结	温中散寒
半截白滑苔	外半截白滑	寒湿在表	辛温解表
	内半截白滑	下焦寒湿	温里散寒

1. 薄白苔

【舌象及成因】白色苔薄薄地平铺于舌上，颗粒均匀，干润得中，舌色淡红而清爽，这本是正常舌象。诸如风寒、风湿、寒湿等六淫之邪，病犹在表，尚未传里的时候，舌苔往往不起什么变化，而仅见此正常的薄白苔。所以，《伤寒论》说：“伤寒，邪在表，则胎不生，邪热传里，则苔渐生，自白而黄。”因为病邪仅在表的部位，脏腑之气无伤，舌苔自然受不到任何影响而生变化。故这种薄白正常苔，在临证意义上，可用以做病邪在表而未入里之旁证。

【主病】风寒湿邪在表。

【治法】辛温解表。

2. 薄白滑苔

【舌象及成因】白色苔薄薄地平铺于舌上，但苔却显得特别润滑，好像被涂上一层米汤似的，这叫作薄白滑苔。苔之所以出现这样的水滑状态，主要是由于寒湿邪盛所致。《通俗伤寒论·六经舌胎》廉勘说："苔色白而薄者，寒邪在表，固已；然必白浮滑薄，其胎刮去即还者，太阳经表受寒邪也。"这是就外感的寒湿邪气而言。外感寒湿，苔之所以现白滑，《伤寒论本旨》解释说："夫卫气出于肺胃，外邪在卫分，舌现白苔，以胃中水谷之气被郁不化，而为寒为痰也。"至于内伤寒湿，水气上溢，苔色亦呈白滑，惟于脉证与外感有所不同而已。

【主病】外感寒湿；水气上溢。

【治法】辛温解表；温中渗湿。

3. 薄白干苔

【舌象及成因】白色苔薄薄地平铺于舌上，但津液较少，显得苔非常干燥，这是肺脏津气两伤的反映，气虚无以化津，津少无以润舌，则苔势必失其濡养而干涸。《伤寒论本旨》说："干燥者，阳气虚不能化津上润也……若其白而干者，津液已枯，虽有表证，不能作汗。"气虚津少是纯虚证，与热盛伤津的病变迥然不同，故苔色薄白而不黄，苔虽干燥而不渴，或者渴而不欲饮，气虚津涸，肺燥已甚，所以这时纵有表证，亦不能采用发汗解表的方法，再损失其津液。故《伤寒论本旨》又说："则于升散药中须助津液，如仲景用桂枝汤啜稀粥之例。"临床上常见有外感燥气，而见薄白干苔的，只有用清润化燥的方法，最为合适。

【主病】气虚津少；燥气伤肺。

【治法】益气生津；清润化燥。

4. 白润略厚苔

【舌象及成因】白苔稍厚，平布舌面，颗粒均匀，润泽如常。这种苔在外感病中以邪在少阳经为多见。苔由薄而变厚，是表邪渐入于半里之征。以其仅及于半里，未全入里，所以虽厚而不甚；邪犹属风寒，并未化热，所以仍白而不黄；甚至风寒邪盛，病在太阳之表，同样可以见到这种白润略厚苔。因为白苔的厚与薄，适足以辨风寒邪气的轻与重；白苔的干和润，适足以辨津液的伤与未伤。于杂病中见到这样的苔，多数为寒湿的病变。《舌鉴辨正》说："中厚白，尖边无异色，此脾胃有寒湿也，表里证皆有之。"所谓表证，即前面所说的太少阳病；所谓里证，即寒湿滞于中。

【主病】风寒邪盛；邪传半里；中焦寒湿。

【治法】辛温散寒；和解少阳；温中燥湿。

5. 白厚腻苔

【舌象及成因】苔色白而厚，颗粒坚紧或疏松，有如水调米粉状涂布舌上，布满全舌，或者边尖较薄，中部和根部略厚。这是中焦脾胃的阳气不振，以致饮食停滞，或为湿浊瘀积之候。《辨舌指南》说："舌苔白腻，胸膈闷痛，心烦干呕，时欲饮水，水入则吐，此热因饮郁，宜辛淡化饮。"热因饮郁，水饮湿浊之邪盛于外，上溢于舌，使苔仍白而厚腻，并不出现黄苔。同时中郁有热邪，所以心烦干呕，时欲饮水，这种病变，并不同于湿热郁蒸，因而苔不呈黄色。

【主病】饮食或湿浊停滞。

【治法】泄湿导滞。

6. 白厚腻滑苔

【舌象及成因】苔色白而厚腻，苔上水湿较多，有如稠豆腐浆涂抹舌上一般，是为白厚腻滑苔。凡脾阳不振，水饮停留，甚至寒湿痰饮停聚，多能见到这种舌苔。《舌鉴辨正》说："苔白厚粉湿滑腻，刮稍净，而又积如面粉发水形者，里寒湿滞也。用草果以醒脾阳，则地气上蒸，天气之白苔可除。"所谓"地气上蒸"，是指脾的阳气，有运化水湿，蒸发津液的作用。水湿下走，津液上布，则停聚于中的寒湿消散，泛溢于上的白厚腻滑苔亦随之化退，而还原其薄白的常苔。

【主病】寒湿痰饮停聚。

【治法】温中渗湿蠲痰。

7. 白厚腻干苔

【舌象及成因】苔色白而厚腻，但水津甚少，干燥异常，是为白厚腻干苔。其主要成因有二：首先是由于胃中津气不足所致。如《温热论》云："舌胎白厚而干燥者，此胃燥气伤也。"但是这种苔不一定见到腻，色白厚腻而干，既是胃燥津伤，尤有湿浊内滞，湿滞不化，就是所以见腻的由来。其次是热内郁而湿不化。《舌鉴辨正》说："干厚白苔，舌中干厚白，尖边无异色，脾胃热滞也。"所谓"热滞"，实际是热郁，热邪郁滞于里，因而苔干少津；湿浊停畜于中，因而苔白厚腻。湿郁热滞，所以尽管苔干少津，而苔却不见黄色。

【主病】津伤湿滞，湿盛热郁。

【治法】生津导滞，清热化湿。

8. 白糙、裂苔

【舌象及成因】苔色白，或薄或厚，颗粒粗松，干而且硬，望之似砂石，扪之则糙手，这叫白糙苔。若颗粒较细，质地板硬，布有纵横裂纹，这叫白裂苔。但这两种舌象，是可以同时出现的。因为两者的成因基本相同，都是由于内热暴起，津液暴伤所致。《舌鉴辨正》说："白苔燥裂舌，乃因误服温补，灼伤真阴，无黄黑色者，真阴将枯竭，舌上无津，苔已干燥，故不能变显他色。脏腑有逼坏处，故舌形罅裂也，治宜大承气汤急下，以救真阴。”另有一种白裂苔，虽满舌裂纹，而苔却不甚干，常见于暑温证中，这是由于气虚有热，兼以内夹秽浊之湿。

【主病】暴热伤津；暑热伤气。

【治法】生津泄热；清暑益气。

9. 白黏腻苔

【舌象及成因】白黏腻苔，就是白厚腻苔上罩一层浑浊黏液，有如鸡子清样涂抹在苔面，使舌上颗粒相互粘连，合成一片，多为有湿、有痰的征兆。《温热论》说：“舌上白苔黏腻，吐出浊厚涎沫，口必甜味也，为脾瘅病。乃湿热气聚，与谷气相抟，土有余也，盈满则上泛。”脾瘅病，见《素问·奇病论》，主要症状是口中泛甜味，由于脾胃湿热交蒸，浊气上溢而成。所谓“土有余”，就是指脾土中的湿浊有余。若于外感病见到这种舌苔，为湿邪滞于气分之征，《辨舌指南》说：“舌白而黏腻者，湿邪在于气分也，外症必发热、头重、身痛，而口不渴。”这种黏腻白苔，往往都较薄，而不如痰湿病苔的厚腻。

【主病】痰湿；中焦湿热；湿滞气分。

【治法】燥湿化痰；芳香化浊；解肌祛湿。

10. 白如积粉苔

【舌象及成因】舌上满布白色苔，颗粒疏松，有如白粉厚厚地铺堆舌上，扪之涩而不燥。以下几种情况可以见到这种积粉苔：①时疫初起，邪热浮越于经的阶段。如《温热论》所说："时疫初起，舌上白苔如积粉者，达原饮解之。"②邪毒内盛时期。《舌鉴辨正》说："邪毒既盛，苔如积粉满布，此时未敢遽下，而苔色不变，口渴喜饮冷者，服三消饮。"③邪热弥漫三焦的病证。《辨舌指南》引马良伯说："舌厚腻如积粉者，为粉色舌苔，旧说并以为白苔，其实粉之与白，一寒一热，殆水火之不同道。温病、热病、瘟疫、时行，并外感秽恶不正之气，内蓄伏寒伏热之势，邪热弥漫，三焦充满，每见此舌，治宜清凉泄热。粉白干燥者，则急宜大黄黄连泻心汤等，甚或硝黄下之，切忌拘执旧说，视为白苔，则大误矣。"总之，白如积粉苔，是属于温热病苔，与以上所述各种白苔都大不相同。

【主病】邪热浮经；邪毒内盛；热聚三焦。

【治法】疏利热邪；清解化毒；清凉泄热。

11. 雪花苔

【舌象及成因】苔色洁白，津少光亮，其形有如片片雪花布散舌上，其色比一般白色苔的色还要白。产生这种苔的主要原因，是由于脾阳衰竭，寒湿凝闭于中焦，衰竭的脾阳，处于既不能运化水湿，又无以输布津液的状态。《辨舌指南》云："舌起白苔如雪花片者，此俗名雪花苔，为脾冷而闭也。"所谓"脾冷"，即是脾阳的衰败；所谓"闭"，就是指脾不能运不能化的虚衰现象。这种病证的预后，往往是不良的。

【主病】脾阳衰败。

【治法】甘温扶阳。

12. 霉苔

【舌象及成因】舌上罩着一层夹有黏液的灰白色垢腻，颜色晦暗，或杂有较白色的小点，轻的仅见于舌上某一部分，重则满舌皆是。多因胃肾阴虚，湿邪内踞，虚热与湿毒蕴郁熏蒸而成。《辨舌指南》谓："舌与满口生白衣如霉苔，或生糜点者，胃体腐败也，多死。"这类病变，虽未必期其必死，究属正虚邪盛之候。如发展至满口生白衣，或生糜点如米粒状，是津液悉化为腐浊，病变确是发展到了严重的阶段，预后多是不良的。

【主病】胃肾阴虚，湿毒熏蒸。

【治法】养阴清热解毒。

13. 偏白滑苔

【舌象及成因】舌苔纵分成左右两半，一半是正常的薄白苔，一半却是苔色白而滑，左右偏见，病情不一。《舌鉴辨正》说："右白苔滑舌，病在肌肉，邪在半表半里，必往来寒热；左白苔滑舌，此脏结之证，邪并入脏，最难疗治。"右半属气，左半属血。气主表，故邪气浅，而在肌肉或半表里；血入脏，其病深，故为"脏结"之证。脏结症初见于《伤寒论》，129 条说："脏结，如结胸状，饮食如故，时时下利，寸脉浮，关脉小细沉紧，名曰脏结，舌上白胎滑者，难治。"130 条说："脏结无阳证，不往来寒热，其人反静，舌上苔滑者，不可攻也。"167 条说："病胁下素有痞，连在脐旁，痛引少腹，入阴筋，此名脏结。"根据以上三条所载，前两条为胃脏机能衰减的阴寒证，后一条颇似绞窄性肠阻塞证，也属于寒凝气滞的病变。

【主病】邪入半表里；脏结。

【治法】疏解少阳；温中散寒。

14. 半截白滑苔

【舌象及成因】舌苔横分为前后两半，一半有白滑苔，一半则无，是为半截白苔。《辨舌指南》说："凡偏外者，外有苔而内无也，邪虽入里而尤未深也，而胃气先匮；偏内者，内有苔而外无也，里邪虽减，胃滞依然，而肠积尚存。及素有痰饮者，亦多此苔。"所谓有苔，即指有白滑苔；所谓无苔，即指苔色基本是正常的。白滑苔仅在外半截，是寒湿邪气尚未去表，至于胃气是否先匮，尚须结合脉证来确定。白滑苔仅在内半截，只说明寒湿邪气在里，或者滞于下焦，这都是临床上所常见的。

【主病】寒湿在表；下焦寒湿。

【治法】辛温解表；温里散寒。

二、黄色苔类

苔现黄色，临床常见者有三：首先是由于脾胃的病变。《临症验舌法》说："舌见黄色，脾胃病也，不拘所见何症，但看黄而坚敛苍老者，脾胃两经邪气盛也。"前人言舌诊，往往舌与苔混称，实际舌质色黄者甚少，苔色红者绝无，这里所谓"舌见黄色"，实为苔的黄色，而非舌色，所以《伤寒指掌》径称"黄胎胃经"。其次主里证。《伤寒指掌》说："白胎主表，黄胎主里，太阳主表，阳明主里，故黄胎专主阳明里症而言。辨证之法，但看舌胎带一分白，病亦带一分表，必纯黄无白，邪方离表而入里。"再次主热证。《舌鉴辨正》说："黄苔舌，表里实热证有之，表里虚寒证则无。黄苔见于全舌，为脏腑俱热，见于某经，即某经之热，表里证均如此辨，乃不易之理也。"凡风、火、暑、燥诸邪在表，都可以出现黄苔，但一般都是薄而不厚，因此说，黄苔主里，是基本的，但不能像

《舌鉴辨正》所说的表证不见黄苔。（表6）

表6　黄苔类主病简表

类　别	舌　象	主　病	治　法
淡黄苔	苔薄白而带浅黄色	风热在表或风寒化热	辛凉解表
	苔色淡黄而较厚	胸脘湿热	宣湿透表
黄滑苔	苔色正黄，湿润光滑	表邪初入里初期	清热透表
		黄疸	渗利湿热
	水黄苔	湿温病，温热病兼水饮	清温化湿
黄浊苔	苔色深黄，垢浊胶结	湿热秽浊之邪内盛	芳香化浊
			辛开苦降
黄黏腻苔	苔色黄而黏腻	湿热痰涎胶结为患	清热化湿祛痰
黄干苔	苔由白转黄，由润而干	邪热传里	泄热清里
	苔由厚而薄，黄由深而浅	热退津未生	甘寒生津
	苔色干黄，满舌厚积	实热里证	苦寒攻下
根黄尖白苔	舌尖薄白，后半黄厚	表邪入里化热	辛凉透表，清里泄热
尖黄根白苔	后半薄白，舌尖部黄	热在上焦	清解热邪

·续表·

类别	舌象	主病	治法
双黄苔	舌两傍各呈一长条形黄苔，余皆薄白	表邪入里，表犹未罢	清热透表
		热聚胃肠	清涤胃肠热邪
半黄半白苔	一边白色苔，一边黄色苔	肝胆郁热	清泻肝胆

1. 淡黄苔

【舌象及成因】苔薄白中而带有浅黄色，是为淡黄。往往是由薄白苔转变而来，证明病变已开始有由寒化热，由表入里。《伤寒论本旨》说："凡现黄苔浮薄色淡者，其热在肺，尚未入胃。"肺，指肺气所主的卫分而言，即是病犹在表；胃，代表里证。如表证的恶寒、发热、自汗等，便属于肺卫的症状。因此苔色淡黄，常为风热在表，或风寒在表化热的反映。若苔色淡黄而较厚，并见脘闷不畅的，常为邪入胸脘，热中夹湿，气滞不宣所致。

【主病】风热在表或风寒化热；胸脘湿热。

【治法】辛凉解表；宣湿透表。

2. 黄滑苔

【舌象及成因】苔呈正黄色而略厚，颗粒分明，湿润光滑，常见于热邪入里的初期。《温热论》说：“黄苔不甚厚而滑者，热未伤津，犹可清热透表。”另有一种黄滑苔，其黄而润滑，好像涂抹一层鸡子黄似的，又叫作水黄苔，每见于湿温病，或温热病而兼有水饮的患者。他如在黄疸病中，也有见这种黄滑苔的，同样是为湿热熏蒸所致。

【主病】热邪入里初期；湿温病；黄疸。

【治法】清热透表；清温化湿；渗利湿热。

3. 黄浊苔

【舌象及成因】苔色深黄，颗粒不清，垢浊胶结，浑成一片，是为黄浊苔。多见于湿热秽浊内盛的患者。《察色辨证新法》说：“老黄色，厚腐堆起，此胃中腐浊之气上达之候。”在临床上有以下两种情况的分辨：①苔黄浊而不甚厚，苔面略呈光滑的，为邪热散漫，尚未积聚之征。②苔黄浊，有如土碱粉铺在舌上，色黄暗而厚的，是湿热秽浊之邪已与肠中陈腐宿垢相结的表现。

【主病】湿热秽浊之邪内盛。

【治法】芳香化浊，辛开苦降。

4. 黄黏腻苔

【舌象及成因】苔色黄而黏腻，颗粒紧密胶黏，有如黄色粉末调涂舌上，主邪热与痰涎湿浊胶结为患。《察舌辨证新法》说："黄如蜡敷舌上，湿温痰滞之候，故苔无孔而腻。"如果黄色深，黏腻程度极稠厚的，是热重于湿，痰涎之邪亦甚；如果黄色浅，黏腻程度较稀薄的，是湿重于热，痰涎之邪亦轻。

【主病】湿热痰涎胶结为患。

【治法】清热化湿祛痰。

5. 黄干苔

【舌象及成因】苔色黄，干而少津，总属邪热伤津的病变。临证出现这种苔，有两种情况应当分辨：一种是见于疾病的初期，苔由白转黄，由润而干，这是外邪化热，初入于里，邪热伤津的现象。一种是见于疾病的后期，苔由厚而薄，色由深而浅，这是邪热虽退，津犹未生的反映。这两种黄干苔，都是比较薄的。至于苔干色黄，满舌厚积，则为实热里证无疑。正如《舌鉴辨正》所说："黄干舌，全舌干黄，脏腑均大热，有病皆属里证，不论伤寒杂病，见此舌即为实热。"

【主病】邪热传里；热退津伤；实热里证。

【治法】泄热清里；甘寒生津；苦寒攻下。

6. 根黄尖白苔

【舌象及成因】舌尖部苔薄而白，中部以至后半部苔为黄色而较厚；所呈黄色部分，一般都是由白而变黄，由薄而变厚的，为表邪逐渐化热入里之征。《伤寒舌鉴》说："舌尖白根黄，乃表邪少而里邪多也。"临床所见，表邪未全入里而见到这种舌象时，一般苔不甚干，犹带几分润泽；如果苔已干而无津，又毫不见恶寒等表证，仍应诊为里热证。

【主病】表邪入里化热。

【治法】辛凉透表，清里泄热。

7. 尖黄根白苔

【舌象及成因】舌中及根部均为薄白色苔，惟舌尖则呈黄色，为热在上焦之征。但《伤寒舌鉴》《医略六书舌鉴图》《舌鉴辨正》等书均认为见此苔是"少阳经传阳明腑病"。据我们临床实践，没有得到验证。热盛于上的多见此苔。

【主病】热在上焦。

【治法】清解热邪。

8. 双黄苔

【舌象及成因】舌的两旁各呈一长条形的黄色苔，其余都是薄白苔，是为双黄苔。外感病而见此苔，是表邪入里，表犹未罢之候；杂病而见此苔，是邪热聚于肠胃，肠胃不和之征。而《舌胎统志》则谓："白胎两傍黄色，嫩者主寒湿，老者主温热。"是于临床辨证时，尤当注意黄色的深浅，而确认其病变之所在。

【主病】表邪入里，表犹未罢；热聚胃肠。

【治法】清热透表；清涤胃肠热邪。

9. 半黄半白苔

【舌象及成因】舌苔纵分两色，一边苔色白，一边苔色黄，无论黄色的深浅，或苔的厚薄，多为邪热郁于肝胆之候。

【主病】肝胆郁热。

【治法】清泻肝胆。

三、黑（灰）色苔类

苔色呈浅黑时即为灰，苔色呈深灰时即见黑，因而黑灰色苔可以并列而论。病至苔色见灰或黑色，均属里证，更不是轻浅的病证。虽然如此，黑色和灰色在病变的性质上，仍是略有区分的。灰色多为实证、热证的反映，故《舌鉴辨正》说："灰见舌色，有实热证，无虚寒证。"如邪热传里、时疫、郁积、蓄血等，都可以见到灰色苔。黑色则寒、热、虚、实的病变都可以出现。寒邪传里化火，或者实热伤里，都可见到黑色苔；多由中部黑起，延及根、尖部，热甚的苔黑而干焦罅裂，往往有由白而黄、而黑这样的变化过程。这种黑苔，刮之不脱，湿之不润，是由于热极伤阴的缘故。若寒湿证而见黑色苔，苔必湿滑；虚寒证而见黑色苔，苔必甚薄；真寒假热证而见黑色苔，苔全黑而不分经，由淡白突然变黑，多无变黄的过程。因此，临证时灰黑色与淡黑色必须分辨：灰黑色是黑中带紫，淡黑色是黑中带白。灰黑色为邪热在三阴经；淡黑色则多属寒湿在里的表现。（表7）

表7　黑苔类主病简表

类　别	舌　象	主　病	治　法
薄灰黑苔	苔薄，呈灰黑烟煤色	中焦阴寒	温中散寒
黑灰滑腻苔	苔色灰黑，腻而光滑	寒饮痰湿	温中燥湿
	苔色灰黑，厚腻而黏	湿痰郁热	芳香清化
白苔双黑	灰黑苔两片，分布于舌的左右两侧，余为白苔，舌色正常，干润适中	中焦寒湿	温中散寒
		脾胃实热	清里泄热
白苔黑点	白苔中散布黑色小点	表邪入里化热	清里热，微解表
	苔色白而腻，黑色成斑	湿热内盛	苦寒泄热
白苔黑刺	白苔中有黑色芒刺，润而不碍手，易剥脱	真寒假热	甘温除热
	白苔黑刺，苔和刺均粗糙，刺手	寒邪化热	苦寒泄热
中黑边白滑苔	舌中部苔灰黑润滑，边尖苔白滑	阳虚寒湿	温中散寒

·续表·

类别	舌象	主病	治法
半白滑半黄黑苔	一边苔白滑，一边苔黄黑	肝胆热结	清泄肝胆热邪
黄边黑腻苔	边尖部苔呈黄色，中心苔呈灰黑色	脾胃湿热	燥湿清热
霉酱苔	苔色红中发黑，又带黄色，有如霉酱色	湿热久郁	清涤胃肠湿热

1. 薄灰黑苔

【舌象及成因】舌上苔极薄，呈灰黑色，如烟煤所熏，隐隐可见，这是属于夹阴证的反映。《温热论》说：“若舌无苔，而有如烟煤隐隐者，不渴肢寒，知夹阴病。”所谓“若舌无苔”，实际是“舌若无苔”，即是苔甚薄，乍看如无的意思。这是属于阴寒的浅黑色苔；所以往往有口不渴而四肢发寒的症状。有的则见舌的四周无苔，仅舌的中部有薄浮灰黑色苔一层，光滑而润，为寒中太阴，寒湿困脾的征象。

【主病】中焦阴寒。

【治法】温中散寒。

2. 黑灰滑腻苔

【舌象及成因】灰黑色苔，满布舌面，或较厚，在舌的中部和根部润而光滑，这是寒湿浊邪停于胃肠的反映。《温热论》说："舌黑而滑者，水来克火，为阴证，当温之。"所谓"水来克火"，即寒湿邪气内盛，阳气虚弱，不能宣化的病变。如果色灰黑，苔厚腻而黏，更是痰湿夹热伏于中焦的见证。所以《舌鉴辨正》说："若黑苔微厚粗腻，虽滑而刮之不净，外无寒证，脉非迟弱者，则是实热，宜用清凉脾胃药。"这种舌苔的外证，多见口苦唇燥，脉来沉滑。如中暑见到这种苔，同样是湿痰兼有郁热的征兆。

【主病】寒饮痰湿；湿痰郁热。

【治法】温中燥湿；芳香清化。

3. 白苔双黑

【舌象及成因】灰黑色苔两片，分布于舌的左右两侧，其余都是白苔，舌色正常，干润适中，这是中焦虚弱，外袭之寒邪，入于胃腑，致使饮食停积不运之故，属于寒实证。《伤寒舌鉴》说："白胎中见黑色两条，乃太阳少阳之邪入于胃，因土气衰绝，故手足厥冷，胸中结痛也。"亦有实热病变而见这种舌象的，如《舌鉴辨正》说："白苔双黑舌，乃寒邪入里化火，热逼脾胃也。"其鉴别是：脉沉实有力，并不见手足厥冷诸症。

【主病】中焦寒湿；脾胃实热。

【治法】温中散寒；清里泄热。

4. 白苔黑点（斑）

【舌象及成因】全舌白苔，在白苔中散布黑色小点，或较黑点稍大的黑斑，多为邪热在里的征候。《舌鉴辨正》说："伤寒，白苔中黑小点乱生，尚有表证者，其病来之虽恶，宜用凉膈散微表之；表退即当下，用调胃承气汤。"据此，当是表邪入里化热的舌苔。正因为有表邪，所以苔色白；正因为邪气逐渐化热，所以白色苔零星地渐次变黑，这种苔往往是黑色苔的先驱。如果不是表邪入里化热的问题，亦可见于里湿化热之证，不过苔尤带腻，黑点成斑。故《舌鉴辨正》又说："白苔黑斑舌，如刮之即净者，微湿热也，宜泻湿清热。若不净，底子腻涩粗燥者，十二经皆实热，阳火烧阴将竭也。皆里证，无表证。"这完全是属于湿热内盛的病变了。

【主病】表邪入里化热；湿热内盛。

【治法】清里热微解表；苦寒泄热。

5. 白苔黑刺

【舌象及成因】白色苔之中满生干黑芒刺，有两种情况应当分辨：一种是苔刺均润，以指抚摸，并不碍手，病人亦没有糙刺的感觉，而且剥之即净，这往往是真寒假热的表现。《舌鉴辨正》说："白苔满黑干刺舌，如刮之黑刺即净，光润不干，口渴而消水不多，身灼热，欲剥衣滚地者，在杂病为真寒假热之里证。”另一种是舌上无津，苔刺均甚粗糙，摸之刺手，多为寒邪化热以后的象征。所以《舌鉴辨正》又说：“白苔满黑干刺舌，若刮之不净，干燥粗涩，乃十二经皆热极，不独伤寒传阳明里证，始有此舌也。”这种苔的病人多有但恶热，不恶寒，脉来实诸症，应当急泄其热。

【主病】真寒假热；寒邪化热。

【治法】甘温除热；苦寒泄热。

6. 中黑边白滑苔

【舌象及成因】舌中部苔灰黑滑润，边尖等处都是白滑苔，为虚寒夹湿；尤多见于脾阳不振，或水饮内停的病变。《伤寒舌鉴》说：“舌见中黑边白而滑，表里俱虚寒也。脉必微弱，症必畏寒，附子理中温之。夏月过食生冷而见此舌，则宜大顺、冷香选用。”大顺散的主要药为肉桂、干姜；冷香散的主要药物为附片、草果、生姜，都具有温中散寒的作用，其为脾阳衰微，寒湿内停的病变可知。

【主病】阳虚寒湿。

【治法】温中散寒。

7. 半白滑半黄黑苔

【舌象及成因】舌的左半或右半，一边是白滑苔，一边却是黄黑色苔，为热邪内结的象征，旧称为“脏结白滑舌”。

《舌鉴辨正》对这舌象颇有较深刻的分析，认为:“白滑无苔舌，虚寒体也，感寒邪者，色亦如此，若半边有黄黑苔，则寒邪已传里，郁结在脏，久而化火矣。当舍其白滑，急治其标，看某边色见老黄或黑者，即从黄黑边治，左黄黑者，邪火逼肝也；……右黄黑者，邪火逼胆也。”可见这舌象所反映的病变，主要在黄黑苔方面。

【主病】肝胆热结。

【治法】清泄肝胆热邪。

8. 黄边黑腻苔

【舌象及成因】舌的边尖部分都是黄色苔，惟舌的中心部则苔呈灰黑色，是湿热内蕴的征象，嗜酒人尤多见这个苔色。《舌鉴辨正》说:“黄苔黑滑舌，其黑滑在中者，均阳明胃里证。”即湿热郁于阳明胃中的里证。所以《舌鉴辨正》还说:“若黄苔中心黑腻，是胃热蒸动脾湿，蕴结中宫。”这是经验之谈。

【主病】脾胃湿热。

【治法】燥湿清热。

9. 霉酱苔

【舌象及成因】苔色红中发黑，又带黄色，类似霉酱的颜色，故名。苔的颗粒细腻，匀敷舌上，不论舌质是淡红、深红，都为湿热郁滞中焦，而又有宿食不化的表现。往往是由于胃肠先有宿垢湿浊，积久化热而成。所以《舌鉴辨正》说："霉酱色舌者，有黄赤兼黑之状，乃脏腑本热，而夹有宿食也。凡内热久郁者，夹食中暑者，夹食伤寒传太阴者皆有之。"湿浊热邪胶结不分，故成此苔。

【主病】湿热久郁。

【治法】清涤胃肠湿热。

第七章　舌合苔的诊察

前面第五、第六两章已经谈到从舌质与舌苔两个方面，可以诊察人体脏腑气血的病变，但舌质与舌苔毕竟是有所不同，故《伤寒论本旨》说："观舌本，可验其阴阳虚实；审苔垢，即知其邪之寒热浅深也。"舌本，指舌的本质而言，舌质有所变化，即反映了人体正气的阴阳虚实变化；如果舌上增生了种种不同的苔垢，则又为寒热病邪或深或浅的征兆。《形色外诊简摩·舌质舌苔辨》说："前人之论舌诊详矣，而只论舌苔，不论舌质。非不论舌质也，混苔与质而不分也。"临床进行舌诊，舌质与舌苔既要分看，又要合看。因每一病变对舌的影响，有的影响舌质而发生变化，有的影响舌苔而发生变化，有的则舌质与舌苔都有影响。《形色外诊简摩》说："若推其专义，必当以舌苔主六腑，以舌质主五脏。舌苔可刮而去者，气分之事，属于六腑；不可刮，即渐侵血分，内连于脏矣。"这就是从根本上说舌质和舌苔的反映，是各有区分的。但临床所见，又往往有不可分的一面，不仅不可分，而且必须将舌质与舌苔配合起来看，才可能认识到病变的实质。如《伤寒指掌》

说:“风热无湿者,舌质白润无苔,或有苔亦薄;热兼湿者,必有浊苔而多痰,此邪在卫分;如舌苔白厚而干,邪在气分;白而兼黄,仍属气分之热;白苔边红,此温邪入肺,灼干肺津。”说明舌质与舌苔的关系,如影随形,是非常密切的。诊察的时候,必须从两个方面,详为分析,才能得其病情。《舌鉴辨正》所谓:“凡辨舌,无苔则论舌之本色,有苔则凭苔之见色,参之望闻问切,以判表里寒热虚实之真假,虽不中,不远矣。”其实,只要有一点舌色和舌质、苔色和苔质可凭的时候,都得考虑进去,才能全面。本章的重点,就是把不同的舌和不同苔结合起来分析,并以不同的舌为主,结合苔的变化,分别叙述如次。

第一节　淡白舌合苔的诊察

舌色淡白,常见于虚寒证的病变。尤其是中焦阳气衰微,失其温煦作用的时候,多见这种舌象。《舌胎统志》说:“淡白者,病后之常舌也,较平人舌色略淡,比枯白之舌色略红润也。须分其舌本之厚薄大小。其舌色之淡者,中脏虚也,故淡白色为脏气虚寒,治宜温补。”舌质淡白的基本病变,固然如此,但舌上若增生了不同的苔垢,则又说明有不同的兼证,就

不能认为单纯是虚寒。下面介绍几种临床常见的兼苔。（表8）

表8　淡白舌合苔主病简表

类别		舌象	主病	治法
合白苔类	淡白舌透明苔	舌色浅红淡白，苔薄而透明	脾胃虚寒	温补脾胃
	淡白舌熟白苔	舌色淡白，白苔厚积，有似煮熟	气血双亏，阳气虚极	温经扶阳
	淡白舌白干苔	舌色淡白，苔干而板硬	脾胃热滞	泄热生津
		舌色淡白，苔粗糙如砂石	热结津伤	急下存阴
合黄苔类	淡白舌黄裂苔	舌色淡白苔浅有黄裂纹，津少或润滑	气虚津少	补气生津
			气虚津少夹湿	两益津气，兼化湿浊
	淡白舌黄滑苔	舌色淡白，苔色浅黄水滑	中虚寒湿	温中燥湿或通阳渗湿
合黑苔类	淡白舌黑滑苔	舌色浅淡胖嫩，苔灰黑浮滑	阳衰寒盛	扶阳逐寒
	淡白舌边白中黑苔	舌色淡白，边尖部苔白，中根苔呈灰黑色	虚寒	温中扶阳
	淡白舌黑燥苔	舌色淡白，苔色灰黑，干燥如刺，刮之即净	阳虚寒极	温经通阳

一、淡白舌透明苔

【舌象及成因】舌质浅红而呈淡白色，上面被覆着极薄的一层透明苔，好像浮胖似的，这叫作淡白舌透明苔。《舌鉴辨正》说：“淡白透明舌……全舌明净无苔，而淡白湿亮，间或稍有白浮涨，似苔却非苔也。”这种舌象的成因，主要是由于中焦阳气不足，不能很好地运化水谷精微，水湿之气反而时或上显，出现透明的薄苔。所以《伤寒舌鉴》说：“年高胃弱，或伤其胃气，故无苔而舌淡白通明也。”正因其苔极薄而且透明，骤视之有似无苔，前人对此舌苔都主张用补中益气汤，甚至加姜、桂、附，以温补脾胃之阳，而升其轻清之气，则阳气复，水气散，透明苔自消失，舌色渐转红润了。

【主病】脾胃虚寒。

【治法】温补脾胃。

二、淡白舌熟白苔

【舌象及成因】舌色淡白，苔色白而却厚积，满布舌上好像煮熟似的，明而不透，白而无光。即《伤寒舌鉴》所谓：“白胎老极，如煮熟相似者。”舌质淡白，本属阳虚，仅有的微阳亦不能升发于上，便会出现这种熟白苔。故《舌鉴辨正》又说：“心气绝而肺色乘于上也。始因食瓜果冰水等物，阳气不得发越所致。”这种舌苔，虽然是阳气极度虚衰，不能蒸化水谷的表现，但不一定便是肺色上乘。临床所见，多为气血两虚，而阳气尤为微弱的征候。

【主病】气血双亏，阳气虚极。

【治法】温经扶阳。

三、淡白舌白干苔

【舌象及成因】舌色淡白，舌上苔干而无津，颗粒紧的，则苔干而板硬，旧称“干厚白苔”。《舌鉴辨正》说：“干厚白苔舌，中干厚白，尖边无异色，脾胃热滞也。”说明这是阳气既虚，邪热又滞于中焦的原故。颗粒松的，则苔糙如砂石，旧称“白苔干硬”。《舌鉴辨正》又说：“白苔干硬舌，有似砂皮（一名水晶苔），凡厚白苔，本能变黄色，若此苔当其白时，津液已干燥，邪虽入胃，不能变黄。”可见这是由于津液枯涸，邪热内结之故。

【主病】脾胃热滞；热结津伤。

【治法】泄热生津；急下存阴。

四、淡白舌黄裂苔

【舌象及成因】舌色淡白，舌上满布浅黄色苔，或厚或薄，津液微干，亦偶有见滑润的，但苔总呈多或少的裂纹。

这是由于素体衰弱，气虚津少所致，它与火热伤津所出现的“红舌干黄苔”迥然不同。因气虚津少，不能润泽，所以苔有裂纹；气虚而津不化，常有浮热上扰的现象，所以苔仅呈浅黄色。如果气虚而夹湿的，湿浊上溢，故偶有见滑润的时候。《舌鉴辨正》说：“血不能上荣于舌，故满舌无津燥裂，胃无实结上熏，故舌不黄黑也。”但这仅说到了津血不足的一面，其实这种舌苔的病变，主要在于气虚，气虚而不能化津，或者气虚而不能布津，都可能出现这种舌苔。

【主病】气虚津少；气虚津少夹湿。

【治法】补气生津；两益津气，兼化湿浊。

五、淡白舌黄滑苔

【舌象及成因】舌色淡白，上布浅黄色水滑苔（很少见深黄色），色泽光亮，多见于中焦阳气不振，内有停饮的患者。苔所以呈浅黄色，是由于水饮内停，积久不化的结果。不可以苔色呈浅黄便认为都是有热。所以《伤寒绪论》说：“黄滑而湿者，为热未盛，结当未定，不可便攻。”而且这个浅黄滑苔，是布于淡白舌之上的，不仅不属于热结的范畴，其根本的病变，由于脾阳不振可知。

【主病】中虚寒湿。

【治法】温中燥湿或通阳渗湿。

六、淡白舌黑滑苔

【舌象及成因】舌色浅淡胖嫩，舌上却有一层灰黑色浮苔，滑润光泽，常为久病阳衰，虚寒极重的反映。由于阳衰而导致气血双亏，故舌色浅淡而胖嫩；复由于阳虚而导致阴寒内盛，故苔色呈黑滑。《伤寒绪论》说："黑而滑润，或边白者，必夹寒、食。"无论夹寒夹食，都是以阳气虚衰为其致病之本。阳气不衰，则食可消而寒可散，便不致产生黑滑苔了。

【主病】阳衰寒盛。

【治法】扶阳逐寒。

七、淡白舌边白中黑苔

【舌象及成因】舌色淡白，边尖部有白苔，中部及根部却为灰黑色浮苔，苔不甚厚而色润泽，常为脾胃虚弱、寒湿滞于中焦的征候。《伤寒舌鉴》说："舌见中黑边白而滑，表里俱虚寒也，脉必微弱，证必畏寒，附子理中汤温之。"所谓"表里俱虚寒"，即卫气不煦于表，元阳不温于里，因此脉微弱而畏寒，即《素问》所谓"寒从中生"也。

【主病】虚寒。

【治法】温中扶阳。

八、淡白舌黑燥苔

【舌象及成因】舌色淡白，苔色灰黑，望之干燥，或颗粒增大，如生芒刺，但刮之即净，淡白舌底，清晰可见。常为阳虚不能输布津液的结果。热极伤津之证，亦可以见到黑燥苔；但苔必厚，刮不去，舌色红，是两者不同之处。这种黑燥苔与白干苔的形成，颇有相同之处，不过黑燥苔的阴寒病变，更为严重。《舌鉴辨正》说："虚寒而色黑者，刮之明净，如水浸猪腰，有淡淡瀜瀜之形。"临床疑似难决的时候，这个说法，值得参考。

【主病】阳虚寒极。

【治法】温经通阳。

第二节　红（绛）舌合苔的诊察

舌见红或绛色，总属热象，绝没有寒证而舌色见红或绛的，但随其色的深、浅、枯、润不同，又当分辨其不同病变。《舌鉴辨正》说："全舌无苔，色浅红者，气血虚也；色深红者，气血热也；色赤红者，脏腑俱热也；色紫红、瘀红者，脏腑热极也；……色鲜红无苔、无点、无津、无液者，阴虚火炎也；色灼红无苔、无点而胶干者，阴虚水涸也；色绛红无苔、无点，光亮如钱，或半舌薄小而有直纹，或有泛涨而似胶非胶，或无津液而咽干带涩不等，红光不活，绛色难名者，水涸火炎，阴虚已极也。”这就是从热邪病变的深浅，以及损伤津液的轻重来分辨的。至于红绛舌中又出现各种不同的苔，其病变的表里虚实，又必须结合具体的苔来进行分析了。（表9）

表9　红（绛）舌合苔主病简表

类别		舌象	主病	治法
白苔类	红（绛）舌薄白苔	舌色鲜红或深红，苔薄白，不燥不滑	阴虚外感	滋润解表
			表邪未解，热入营血	清营透表
	红舌白滑苔	舌色鲜红，或质坚色老者，或娇艳浮胖，苔白，水津多	营热夹湿	清营利湿
			阳虚湿盛	扶阳化湿
	红舌浮垢苔	舌色较红，舌面有晦暗浮垢苔	正气虚，湿热未净	健脾胃，清湿热
	红（绛）舌白黏苔	舌色鲜红或深红，舌面罩一层透明光滑黏液	营热夹痰湿	清营化痰
			阴虚兼痰湿	养阴化痰
	红（绛）舌白腻苔	舌色鲜红或深红，苔白厚光滑，根厚边尖薄	湿遏营热	泄湿透热
			阴虚夹湿	养阴化湿

·续表·

类别		舌象	主病	治法
白苔类	红（绛）舌粉白苔	舌质鲜红或深红，苔白而厚，颗粒疏松如堆粉	秽浊疫毒蕴积	透达膜原，清营化浊
	红（绛）舌白干苔	舌质鲜红或深红，苔白干而糙手	燥热伤津劫液	清燥养阴
	红（绛）舌类干苔	舌质鲜红或深红，苔白，望之干燥，摸之湿润	湿热伤津	清营化湿
			气虚夹湿	健脾益气
	舌边红苔白中干	舌边尖部呈鲜红深红色，薄白苔，中部干燥无津	上焦热邪伤津	轻宣透热
	舌尖红苔白	舌尖深红，苔色纯白，不滑不燥，或厚或薄	心火独旺	清心导热
			风热在表	辛凉解表
			风热夹湿或风湿化热	解表、宣湿、泄热
	舌边红苔白	舌边沿呈鲜红色，白苔或厚或薄	湿闭胸膈	宣湿开闭
			风热在表，或湿渐化热	解表宣湿泄热
			表邪热郁，下焦水停	开上、宣中、导下
			肝胆邪热	清泻肝胆
	舌根红尖白苔	舌前半薄白苔，后半无苔，色鲜红	阴亏热郁，邪在少阳	养阴和解

·续表·

类别		舌象	主病	治法
白苔类	舌中红绛边白苔	四边白苔，舌中无苔，色红绛	津气内亏，又伤外邪	益气生津，疏解外邪
	半红舌半白苔	半边无苔，色红光亮，半边有厚白苔，光滑而润	热伤营阴，胃停宿垢	清热养阴，佐以化湿导滞
			阴虚火旺，胃停宿垢	滋阴降火，佐以化湿导滞
	红（绛）舌白苔红点	舌色鲜红或深红，白苔有散在红点	表邪失解，营热或瘟毒被郁	泄热清营，或泄热败毒
黄苔类	红（绛）舌黄白苔	舌色鲜红或深红，苔色淡黄，夹有白色颗粒，苔薄	表证未罢，营中有热	辛凉透表，泄热清营
		舌色同上，中根部有黄色苔，边尖部是白色苔，苔厚	表证化热入里，营热胃实	清营导滞
	红（绛）舌黄润苔	舌色鲜红或深红，苔色如黄元纸，滑而光亮	阴虚夹湿	养阴化湿
			血热夹湿	凉血渗湿
			营热湿重	清营化湿
			热初入营	透气清营

·续表·

类别		舌象	主病	治法
黄苔类	红（绛）舌黄黏苔	舌色鲜红或深红，黄色黏苔如鸡子黄	阴虚痰热	养阴清热化痰
	红（绛）舌黄腻苔	舌色鲜红或深红，苔质紧，呈浅黄或深黄色	胃肠实热	攻热泻实
			胃实血热	清血攻实
			阴虚火旺有积滞	养阴清热导滞
	红（绛）舌焦黄糙裂苔	舌色鲜红或深红，苔黄厚干糙裂纹	实热重证	急下存津
	舌尖红黄苔	舌尖鲜红，苔色黄，少津	心胃两燔	两清心胃
			胃热心火	泻胃清心
			肺胃俱热	两清肺胃
	舌边红黄苔中干	舌边尖红，苔黄，四边润，中心干	肝胆邪热，蒸灼脾胃	泻肝胆，清脾胃
	红（绛）舌黄瓣苔	舌色深红，苔色深黄，并干裂分为若干小块	胃肠热结	攻泻结热

·续表·

类别		舌象	主病	治法
黑苔类	红（绛）舌灰夹黑苔	舌色红绛，上布灰色苔，苔上布黑晕两三层不等	瘟热里实	清热泻里
	红舌黑（灰）滑苔	舌边尖鲜红或深红，中部有灰滑苔	虚寒证	扶阳散寒
	舌边红中黑（灰）润苔	舌边尖红或绛，中有黑润苔	里寒外热	温中解表
			外感暑热，内停生冷	清暑温脾
			肝胆热，胃肠寒	泻肝胆，温脾胃
	舌边红中黑（灰）干苔	舌边尖红或绛，黑苔，中厚而干	热毒内实	清热攻里
	舌尖红根黑苔	舌尖部鲜红或绛，后半部干黑苔	三焦热盛	急下存阴
	舌根红尖黑苔	舌尖黑苔，中根部无苔，色红	心内积热	清心泄热
	红瘦舌黑苔	舌红不润，舌体瘦皱瘪，上布薄黑苔	津枯血燥	大滋肾阴

一、红（绛）舌薄白苔

【舌象及成因】舌质鲜红或深红，苔薄白，均匀地铺在舌面，不燥不滑，多见于素体阴虚火旺，而又有风寒在表的患者；也可见于风寒在表，体内有热，而且热已入于营分的时期。前者舌色的红绛，在未有表证前，便是如此；后者舌色的红绛，是逐渐变化而成，即是由浅红而变为深红的。《舌鉴辨正》说："紫上白滑舌，此脏腑本热，或因感冒时邪，身热恶寒头痛者，宜紫苏、薄荷、荆芥、甘草等轻表之。"就是指前一种病变而言。

【主病】阴虚外感；表邪未解，热入营血。

【治法】滋润解表；清营透表。

二、红舌白滑苔

【舌象及成因】舌色鲜红，苔色白而不厚，水津甚多。这种舌苔，临床上有两种情况应当分辨：鲜红而质坚色老的，这是热在营分，而兼有水湿之邪的病变；如果色红而娇艳，舌体且现浮胖的，这是虚阳上露，水湿内停的征候。前一种属于邪热内蕴，湿浊胶结；后一种则为阳气衰惫，不能化津之故。

【主病】营热夹湿；阳虚湿盛。

【治法】清营利湿；扶阳化湿。

三、红舌浮垢苔

【舌象及成因】舌色较红，颗粒不见，舌面却有一层浮苔，色白而晦暗，如同污垢一般。每见于热性病后期的患者。因邪热虽渐退，而中焦脾胃之气尚未恢复，以致秽浊湿邪随余热而上升所致。

【主病】正气虚，湿热未净。

【治法】健脾胃，清湿热。

四、红（绛）舌白黏苔

【舌象及成因】舌色鲜红或深红，舌面罩着薄薄一层透明而光滑的黏液。凡热邪入营，痰饮内聚；或阴虚火旺，痰湿蕴结的病变，都可以见到这种舌苔。《温热论》说："舌色绛而上有黏腻，似苔非苔者，中夹秽浊之气，芳香逐之。"所谓"似苔非苔"，即因黏液透明而薄的原故；所谓"秽浊"，即指痰湿而言。有时亦可以见到黏液略为稠厚，而苔有些现干象的，这是痰湿内聚，阻遏气化，津液不能上承的缘故，如果黏液内又有厚白苔，这叫作黏腻苔，不仅是有痰涎水湿，而且还夹有食滞了。

【主病】营热夹痰湿；阴虚兼痰湿。

【治法】清营化痰；养阴化痰。

五、红（绛）舌白腻苔

【舌象及成因】舌质鲜红或深红，苔白而厚，或满铺舌上，或中部及根部略厚而边尖部薄，光滑不干。临床上有两种情况可以见到这种舌苔：一种是营分有热而气分有湿，湿气蕴结，以致热邪内伏而不得宣泄的时候；另一种是阴虚火旺，而胃肠中有湿邪，或者饮食停滞，以致火热内结的病变。《温热论》说："若白苔绛底者，湿遏热伏也。"就是指的这种病变而言。

【主病】湿遏营热；阴虚夹湿。

【治法】泄湿透热；养阴化湿。

六、红（绛）舌粉白苔

【舌象及成因】舌质鲜红或深红，甚则紫绛，满布白色厚苔，颗粒疏松，有如白粉堆铺舌上，润而光泽，每为秽浊或疫毒蕴积而成，故多见于瘟疫或斑疹营热较重的一类病证。《伤寒指掌》说："凡时疫初起，苔形粉白而厚，四边红绛者，此疫症初入膜原，未归胃腑，其势最雄。"《伤寒论本旨》亦谓："瘟疫白苔如积粉之厚，其秽浊重也。若舌本红绛，则邪热为浊所闭，故当急急透解。"说明这种舌苔的秽浊和疫毒蕴积既深，病势亦重，故总以透达为急务。

【主病】秽浊疫毒蕴积。

【治法】透达膜原，清营化浊。

七、红（绛）舌白干苔

【舌象及成因】舌色鲜红或深红，苔白或厚或薄，望之干燥，摸之糙手，为邪热入营，津液大伤的病变而成。常见于外感病中的两种情况：一是素为阴虚火旺之体，或营分素有伏热，加以外感风燥或风寒之邪的患者；二是外感风燥，化火之后，随即入营的患者。《温热论》说："白厚而干者，此胃燥气伤也；若白干薄者，肺津伤也。"前一种患者，其伤多在胃；后一种患者，其伤多在肺。无论属于哪一种，关键都在燥热伤津。由于燥气化火迅速，病程的发展亦较快，耗津劫液的程度亦较严重，因而苔色还未转黄，燥热便已入营，津液便已大受伤了。这是它和一般热病多见苔黄而干，有所不同的地方。

【主病】燥热伤津劫液。

【治法】清燥养阴。

八、红（绛）舌类干苔

【舌象及成因】舌色鲜红或深红，舌面满白苔，或厚或薄的白苔，望之好似干燥无津，若用手指轻摸苔上，却是湿润的。这种似干而实不干的苔，便称之为类干苔。出现这种舌苔的病变有二：一是湿热伤津，津液虽受伤，而湿邪却不断上溢；二是气虚夹湿，气虽不能布津，而湿气却源源上渗。前者为湿热证，舌呈绛红而苔较厚腻；后者是气虚证，舌呈淡红而苔亦较薄，两者便显然可以分辨了。

【主病】湿热伤津；气虚夹湿。

【治法】清营化湿；健脾益气。

九、舌边红苔白中干

【舌象及成因】舌的边尖部呈鲜红或深红色，惟中根部仍是淡红色，薄白苔匀铺舌上，四边不干，惟中部干燥无津。在外感风热或风燥的病证中，当其开始化火的时候，往往能见到这种舌苔。苔见薄白，说明外邪尚未入里，还不曾与胃肠宿垢交结，是中焦无邪之征；舌红仅见于边尖部分，则知其邪热只在上焦；苔形干燥，是津液已经受伤的表现。因此，这种舌苔的病变，主要是外邪开始化火，上焦津液渐次受伤。《舌鉴辨正》说："若舌边尖红，中心燥白，乃上焦气分无形之热。"是病邪虽不重，亦未曾深入，但病势确有向前发展之机，不能不引起注意。

【主病】上焦邪热伤津。

【治法】轻宣透热。

十、舌尖红苔白

【舌象及成因】舌色基本正常，惟舌尖独见深红，苔色纯白，苔质或厚或薄不等，一般既不见滑，也不见燥。苔薄的，在杂病中常为心火独旺的反映。《舌鉴辨正》说："中薄白，尖深红，此脾胃微寒，而心经热也。"在外感病中，常见于风热在表的阶段。若苔白厚，则多见于风热夹湿，或风湿渐次化热的时期。

【主病】心火独旺；风热在表；风热夹湿或风湿化热。

【治法】清心导热；辛凉解表；解表、宣湿、泄热。

十一、舌边红苔白

【舌象及成因】舌的边沿呈鲜红色，余仍为淡红，舌面有一层或厚或薄的白苔。凡邪热夹湿，内闭于胸膈的，多见这种舌苔。若外感病见到这一舌象，仍属于风热在表，或湿邪化热的象征；如果白苔厚堆于舌根部，则为表邪不解，郁热在里，水停下焦之象；倘使在杂病中见到这样的舌苔，又往往是热邪蕴于肝胆的表现。

【主病】湿闭胸膈；风热在表或湿渐化热；表邪热郁，下焦水停；肝胆邪热。

【治法】宣湿开闭；解表宣湿泄热；开上、宣中、导下；

清泻肝胆。

十二、舌根红尖白苔

【舌象及成因】薄白苔布于舌的前半部，舌的后半部却无苔，色泽鲜红发光。多见于津亏血少的外感病患者，而且每每是邪在少阳，郁热不解的征候，所以《伤寒舌鉴》认为是“少阳邪热传腑”。阴亏血少的人，肝胆最易动热，这是临床习见的。

【主病】阴亏热郁，邪在少阳。

【治法】养阴和解。

十三、舌中红绛边白苔

【舌象及成因】舌面的四边均布有白苔，独舌的中心部完全无苔，色泽红绛光亮。不论无苔部分的面积大小，均是元气津液内亏，外感之邪在太阳经或少阳经的见证；如果红绛部分干燥而起皱纹，甚至舌体亦有干瘪之势的，则为生机衰竭，预后多属不良。

【主病】津气内亏，又伤外邪。

【治法】益气生津，疏解外邪。

十四、半红舌半白苔

【舌象及成因】舌的一边色深红而光亮，另一边则被有白色厚苔，光滑而润。无论偏在任何一边，舌的深红部分，在外感为邪热入营，阴液被劫；在内伤则属于阴虚火旺的病变。厚白苔的一半，多为胃肠中有湿浊宿垢停滞的表现。

【主病】热伤营阴，胃停宿垢；阴虚火旺，胃停宿垢。

【治法】清热养阴，佐以化湿导滞；滋阴降火，佐以化湿导滞。

十五、红（绛）舌白苔红点

【舌象及成因】舌质鲜红或深红，舌面布白色薄苔，白苔之中又见有散在如朱砂色的小红点。常见于暑热病或瘟疫、斑疹等病的患者，多由表邪失解，热入营血而成。《伤寒舌鉴》说："此暑疫失解，抑郁心阳，故见此舌。"之所以出现这种红点，实为热毒较重的表现。不过红点散见于白苔之中，说明热毒虽重，尚有表证的存在。由于表证失解，热毒不得外泄，势必由郁遏而鸱张，这是出现红点的重要因素。《舌鉴辨正》所谓"抑郁心阳"，实指抑郁心营之阳热而言也。

【主病】表邪失解，营热或瘟毒被遏。

【治法】泄热清营，或泄热败毒。

十六、红（绛）舌黄白苔

【舌象及成因】舌色鲜红或深红，苔却呈黄、白两色。临床较为多见的有以下两种情况：一种是全部苔色淡黄，而淡黄中夹有白色颗粒，这些白颗粒就是还没有转变成黄色的苔；另一种是舌中根部有黄色苔，边尖部却是白色苔。两种都是属于表证未罢，里热已甚的表现。故《伤寒舌鉴》说："凡尖白根黄，乃表邪将解，而里热甚也。"不过从苔的厚薄，还可以察知两种不同的病变：苔薄的为表证未罢，营中有热；苔厚的也是表证未罢，但却为肠胃中有实热积滞，将会演变成阳明里实证的征候。

【主病】表证未罢，营中有热；表证化热入里，营热胃实。

【治法】辛凉透表，泄热清营；清营导滞。

十七、红（绛）舌黄润苔

【舌象及成因】舌色鲜红或深红，舌面被黄苔，色如"黄元纸"，润而光亮。临床上有以下几种病变，都可以见到这样的舌苔：①阴虚火旺，而胃肠中又积有湿热者；②经常有饮酒的嗜好，积久生湿，湿郁化热，热蕴于血，湿遍胃肠者；③外感病中，邪热入营，胃肠湿重于热者；④热性病中，热邪由气分初入营分的阶段。舌色红绛而苔黄，都是热象，热邪本是容易伤津的，苔应见黄而干，今不干而反润者，实由热中夹湿，热逼水湿上潮的缘故。《伤寒绪论》说：“黄湿而滑者，为热未盛，结当未定，不可便攻。”说明黄润苔，只能清热渗湿，它还不同于热实证。临床上亦有见到本来舌上津液不足，但当热入营后，舌上反而潮润起来了，这是热入营中，将营血里的津液蒸腾上达所致，长此演变下去，必然会出现伤津的舌象，不过这种情况的苔一般是比较薄的。

【主病】阴虚夹湿；血热夹湿；营热湿重；热初入营。

【治法】养阴化湿；凉血渗湿；清营化湿；透气清营。

十八、红（绛）舌黄黏苔

【舌象及成因】舌色鲜红或深红，舌面铺一层黄色黏液，颇与鸡子黄相似。这是阴虚营热，并有痰饮停积，胶结难分，因痰湿与热互郁的征候。

【主病】阴虚痰热。

【治法】养阴清热化痰。

十九、红（绛）舌黄腻苔

【舌象及成因】舌色鲜红或深红，苔中部厚，边稍薄，质紧而细腻，色深黄或浅黄，一般舌根部的苔色比边尖部较深，舌上津液多呈似干未干的状态。这是外邪化火入里，虽已与胃肠糟粕相结，但仍在结而未实、干而未坚的阶段。对于舌色红绛的深浅程度，尤当细辨。如果舌色鲜红，这是胃肠实热波及于营分，主要病变在于胃肠；若舌色深绛发紫，说明营分热邪也较深重了。阴虚火旺，宿垢久积胃肠的，亦可以见到这种舌苔。

【主病】胃肠实热；胃实血热；阴虚火旺有积滞。

【治法】攻热泻实；清血攻实；养阴清热导滞。

二十、红（绛）舌焦黄糙裂苔

【舌象及成因】舌色鲜红或深红，苔厚或黄如炒枳壳，或如焦黄饭粑，干而糙刺，或生裂纹。多由外感风寒或风热化火入里，汗出热蒸，津被损耗，邪热更炽，胃肠失去水分，邪热与糟粕结聚于里，燥积之实不去，热势却有增无减，津液日益枯竭，苔则由黄色变为深黄色、焦黄色，以致干燥、糙刺、生裂等，接踵而至。这时舌色往往绛紫。所以变为绛紫的原因，主要是由于热邪既入于营血，胃肠实热固结不通，气血亦为之壅滞之故。《伤寒指掌》说：“舌苔老黄燥裂，为阳明实满。”《伤寒舌鉴》说：“舌见干黄，里热已极，急下勿缓。”所以这时无论其舌质是绛、是紫，都应急下其实热，才能保存其未涸的津液。

【主病】实热重证。

【治法】急下存津。

二十一、舌尖红黄苔

【舌象及成因】舌尖独呈鲜红色，其他部分虽是淡红，但上铺黄苔，津液不足。此为外感化火，心胃之火两燔；或胃肠素热，心火又炽；或胃肠热盛，熏灼上焦，以致肺胃俱热之候。

【主病】心胃两燔；胃热心火；肺胃俱热。

【治法】两清心胃；泻胃清心；两清肺胃。

二十二、舌边红黄苔中干

【舌象及成因】舌边尖部鲜红，其他部分正常，苔黄不厚，四边皆润，惟中心独干。为肝胆邪热，蒸灼中焦，以致胃中津液被劫的征候。

【主病】肝胆邪热，蒸灼脾胃。

【治法】泻肝胆，清脾胃。

二十三、红（绛）舌黄瓣苔

【舌象及成因】黄苔满布舌上，干涩而厚，由于苔中裂纹，将苔隔为大小不等、形状不一的小块，从舌边及裂纹中都可以看到舌色的红绛，这是胃肠燥热内结的反映。《伤寒舌鉴》说："舌黄干涩而有隔瓣者，乃邪热入胃，毒结已深。"他如"红绛舌黄黑苔""红绛舌黄黑苔生刺"两种舌象，都与这个舌苔是同样的病变，就不另述了。

【主病】胃肠热结。

【治法】攻泻结热。

二十四、红（绛）舌灰夹黑苔

【舌象及成因】舌色红绛，上布灰色苔，在灰苔上又布有黑晕，叠积成两三层不等，这是瘟毒或热邪深入下焦的表现。其所以起层层黑晕的原因，主要是由于邪气一而再地传里，每传入一次，即增添黑晕一层的缘故。所以《舌鉴辨正》说："灰色重晕舌，此瘟病热毒传遍三阴也。热毒传内一次，舌增灰晕一层……一晕尚轻，二晕为重，三晕更笃……用十全苦寒救补汤（生石膏、知母、黄芩、黄连、黄柏、大黄、芒硝、厚朴、枳实、犀角）四倍加生石膏，不次急投，服至灰晕退净为止，虽见二三层晕均能救。"可见这是比较重笃的热实病变。

【主病】瘟热里实。

【治法】清热泻里。

二十五、红舌黑（灰）滑苔

【舌象及成因】舌色红而质浮胖，苔色灰黑中微带白色，滑润多津，容易剥去。这是属于虚寒证的表现。寒极之时，虚阳上越，故舌色红而带娇艳，舌体亦多呈浮胖。这种黑灰苔，多是由白苔转变而来，所以还微带一点白色，苔又滑润，易于剥去，更足以说明这是无形的虚寒，而非有形寒湿郁积于内之可比。《伤寒舌鉴》主用附子理中汤，正是扶阳散寒之义。

【主病】虚寒证。

【治法】扶阳散寒。

二十六、舌边红中黑（灰）润苔

【舌象及成因】舌的边尖鲜红或深红，中心部分有黑润苔，这往往见于寒热兼夹的病变。如表证不解，过食生冷，表热外郁，寒湿内积；或夏受暑热，又为瓜果生冷所伤；或肝胆有热，而胃肠寒湿之类。舌色边尖见红，是有热的象征；而中部苔却黑润，又属于寒象了。所以《伤寒舌鉴》说："红边中黑滑舌，必表热里寒。"《舌鉴辨正》说："红边中黑滑舌，是脾胃肝胆俱热，而夹有湿邪也。"如果色非深红、鲜红，只是浅红、淡红，那又无热之可言了。

【主病】里寒外热；外感暑热，内停生冷；肝胆热，胃肠寒。

【治法】温中解表；清暑温胃；泻肝胆，温脾胃。

二十七、舌边红中黑（灰）干苔

【舌象及成因】舌边尖部色红或绛，黑苔中厚而干，这是外感化火，或瘟疫热毒深入于里的征候。《舌鉴辨正》说："边红通尖黑干舌，脏腑实热，而心肺脾胃尤亟也。伤寒传少阴证，燥暑中少阴证，瘟疫症杂病实热皆有之。"所以这种舌象常见于中上焦的热实证。

【主病】热毒内实。

【治法】清热攻里。

二十八、舌尖红根黑苔

【舌象及成因】舌前半部色鲜红或绛，后半部布满黑苔，缺少津液，为三焦邪热炽盛的表现。《舌鉴辨正》说："红尖黑根舌，心肾火炽，脾胃受困也。伤寒邪入阴分，瘟疫毒中阴经、实热郁伤阴分皆有之。"热证而见此舌，仍宜用"急下存阴"的方法。

【主病】三焦热盛。

【治法】急下存阴。

二十九、舌根红尖黑苔

【舌象及成因】舌尖部布满黑苔，中根部无苔而色红，为里热内炽，心热最重的表现。《舌鉴辨正》说：“红内黑尖舌，为脏腑皆热，而心经尤热也。”无论伤寒、温病，见此种舌象，急应清心泻热。

【主病】心热内炽。

【治法】清心泄热。

三十、红瘦舌黑苔

【舌象及成因】舌色红而不荣润，舌体瘦而皱瘪，上有一层薄黑苔，这是热盛伤津或阴虚火旺，以致血燥津枯的结果。《伤寒绪论》说：“色虽黑而中无积苔，舌形枯瘦，舌质亦不甚赤，此为津枯血燥之候。”伤津到了舌体瘦瘪的程度，是生化之源将绝，最要注意。

【主病】津枯血燥。

【治法】大滋肾阴。

第三节　紫青舌合苔的诊察

舌色紫青，有几种情况应当分辨。大抵深紫而赤的，多见于阳热酒毒的患者；淡紫而带青滑的，每见于肝肾阴寒的病变；青紫而略带灰黑，不燥不湿，则又恒见于热邪伤于血分的时候；若全紫而干，好像熟煮的肝脏似的，凡血脉瘀阻，阳郁不达，常有这种舌象。因此，以青紫舌属热属寒，都不是确论，必须参合脉症所见，才能辨其寒热虚实。《伤寒舌鉴》说："紫色苔者，酒后伤寒也。"这只是紫舌见证的一种，不能概其全。反之，紫舌而为营血有所凝滞，这是肯定的。所以《温热论》说："素有瘀伤宿血，夹热而搏，舌色必紫而暗。"至于究系因于寒而紫，还是因于热而紫，又须具体分析。至于紫舌又兼见他种苔，其病变更有所不同，分析如下。（表10）

表10　青紫舌合苔主病简表

类　别	舌　象	主　病	治　法
紫舌薄白苔	舌紫，苔薄白，不燥不滑	酒客外感风寒	解表兼解醒
紫舌白腻苔	舌紫苔白厚腻	酒毒内积，风寒入里	温散寒湿，兼解酒毒
		热湿内盛	泄热渗湿

·续表·

类别	舌象	主病	治法
青紫舌黄滑苔	舌色紫中带青，苔黄厚湿润	寒凝血脉	温经散寒
		食滞脾胃	健脾导滞
紫舌黄燥苔	舌色紫绛，苔黄厚干燥	血热深重，胃肠实热	清营凉血，荡涤胃肠
淡紫舌灰苔	舌边尖淡紫，中布灰苔；舌边尖灰苔，舌中淡紫	虚弱病体，热入血分	清热凉血
紫舌焦苔	舌色深紫，苔干焦或起刺	热毒深重	清热凉血
青舌白厚苔	舌色淡白中发青，苔白厚	阴寒夹食	温中导滞
青舌黄苔	舌色淡白中带青，苔淡黄色	寒湿内盛	温中散寒
青舌黑苔	舌色淡白中带青，苔色灰黑	寒凝血滞	温经散寒
葡萄疫舌	舌色青一块、紫一块，苔黄一块、黑一块，舌起小水疱，或蓝或紫	热毒秽浊之气郁伏	清热败毒

一、紫舌薄白苔

【舌象及成因】舌色发紫，上布一层薄白苔，不燥不滑。多见于有饮酒嗜好的外感初期患者。因经常嗜酒，日积月累，以致舌色变紫，外感初起，病变较轻，所以舌仍不改旧容。或由醉饮之后，感受风寒，亦可以见到这种舌苔。《伤寒舌鉴》

说："舌紫而中心见白滑苔者，此醉后伤寒，或误饮冷酒，停积不散，亦令人头痛、身热、恶寒。"苔见白滑，所受外感寒邪，要比薄白苔重多了。

【主病】酒客外感风寒。

【治法】解表兼解醒。

二、紫舌白腻苔

【舌象及成因】舌色紫绛，上铺白色厚苔，不燥不滑。这也是有饮酒嗜好患者所常见的舌苔，它可以来自前述的薄白苔，也可以初病即见。其苔厚的成因，或由表邪入里，或由酒积化生湿热，临床时必须结合其他脉症进行分辨。《舌鉴辨正》说："紫上白滑苔，此脏腑本热，或因感冒时邪；……若白苔不滑而厚腻，则实热内蓄也。"可知热与湿盛于内的，尽管不是酒客，亦可以见到这样的舌苔。

【主病】酒毒内积，风寒入里；热湿内盛。

【治法】温散寒湿兼解酒毒；泻热渗湿。

三、青紫舌黄滑苔

【舌象及成因】舌色紫中带青，中有黄厚苔，湿润光滑。这是寒邪凝滞，血流不畅，甚至还有饮食停滞于中焦的表现。寒滞血瘀，所以舌见青紫；饮食内停，热犹未盛，所以苔虽黄而滑润。故《舌鉴辨正》说：“紫上黄苔湿润舌，外淡青紫，而中有黄苔湿滑润泽，食伤太阴也。”

【主病】寒凝血脉；食滞脾胃。

【治法】温经散寒；健脾导滞。

四、紫舌黄燥苔

【舌象及成因】舌色绛紫，中铺黄厚干苔。这种紫绛舌的由来，多为红绛舌的进一步发展，表示热已深入血分，或为酒毒蕴结，脏腑素热所致。苔复黄而干燥，是胃肠亦有实热积滞之征。《舌鉴辨正》说：“紫上黄苔干燥舌，乃脏腑素热，脾胃尤甚，或嗜酒积热，或燥火入里，或误服温补所致，皆实热里证。”就是说明这一舌苔的基本病变。

【主病】血热深重，胃肠实热。

【治法】清营凉血，荡涤胃肠。

五、淡紫舌灰苔

【舌象及成因】舌见淡紫色，上铺灰苔。有的是舌边尖部淡紫，中心铺灰色苔；有的是灰苔在边尖部，舌中心却为淡紫色，两者都是热邪侵入营分的表现，尤以瘟疫证为多见。所谓淡紫，即紫色没有一般的深浓，它是由淡白色转变而来，也就是素来体质虚弱的人，又患了瘟疫或热性重病，多能见到这种舌苔。《伤寒舌鉴》说："淡紫舌，中心生薄青紫苔，或略带灰黑，而不燥不湿，此湿中生热，热伤血分也。"一般说来，临床上绝少见紫苔，如果说有，一定是由于舌面的腐烂，或者苔色微黑，与紫红色相映时可以出现。

【主病】虚弱病体，热入血分。

【治法】清热凉血。

六、紫舌焦苔

【舌象及成因】舌色深紫，苔干焦或起刺，这是热极化火，至重至深的病变反映，它比红绛舌焦老黄苔的病变还要重笃一些。若见于伤寒，这是热毒深入厥阴；若见于温病，这是热毒深入下焦血分。

【主病】热毒深重。

【治法】清热凉血。

七、青舌白厚苔

【舌象及成因】舌色淡白中带青色，上布白色厚苔，为气血皆寒，阳气不充，气血不畅，胃肠水谷因寒而滞的反映。《辨舌指南》说："舌苔青滑，乃阴寒之象。"今舌青而苔厚，其为寒湿内滞可知。

【主病】阴寒夹食。

【治法】温中导滞。

八、青舌黄苔

【舌象及成因】舌淡白中带青色，上布淡黄舌苔。这种黄苔，不作热证。有因于外界气候的影响，如夏日感受炎热，又恣食生冷，结果成为中寒吐泻证；或因阴盛于内，逼热上浮，而成为真寒假热证。所以《伤寒绪论》说："舌色青紫，而苔却黄厚，甚则纹裂，但觉口燥，舌仍不干者，此阴证夹食也。"这是寒湿蕴积，深陷于血分的病变。

【主病】寒湿内盛。

【治法】温中散寒。

九、青舌黑苔

【舌象及成因】舌淡白中带青色，上布灰黑色苔，这是寒极病变的表现。血中寒甚，则凝滞而发青；寒邪深入，则苔由灰而转黑。

【主病】寒凝血滞。

【治法】温经散寒。

十、葡萄疫舌

【舌象及成因】舌质青一块、紫一块，苔色黄一块、黑一块，舌上起疱，形如葡萄，疱内含水，或蓝、或紫，在口腔内其他部分亦可出现，并有咽痛、唇肿、口秽喷人等症状。这是由于热毒遏伏，秽浊郁结，熏蒸上涌所致。《伤寒舌鉴》说："葡萄瘟疫，乃瘟病中之一，原杂病气、尸气与杂气蕴酿而成，其舌或青、或紫、或酱、或黄、或蓝。"所谓葡萄疫，即因舌上起葡萄形水疱而得名。

【主病】热毒秽浊之气郁伏。

【治法】清热败毒。